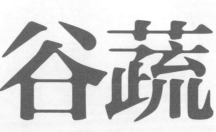

谷蔬

Grain and Vegetable Health Preservation

养生

徐一博
李嘉航 ｜ 主编
庄怡锋

U0389834

化学工业出版社

·北京·

内容简介

本书是介绍谷物蔬菜养生知识的中医类科普图书，共分三个部分进行系统阐述：第一部分介绍了谷物蔬菜的性能，以及中医体质学说，帮助大家了解性能与体质的相关知识；第二部分详细介绍了60余种谷物蔬菜的功效及食疗验方；第三部分为谷蔬验方集萃，精选了100余个谷蔬验方并按疾病分类列出，便于查阅。本书每种谷物蔬菜均配有精美插画，全书旨在普及中医知识，引导大众合理食用谷物蔬菜进行养生保健，适合中医养生爱好者阅读参考。

图书在版编目（CIP）数据

谷蔬养生/徐一博，李嘉航，庄怡锋主编．—北京：
化学工业出版社，2024.2（2025.1重印）
ISBN 978-7-122-44584-1

Ⅰ.①谷⋯　Ⅱ.①徐⋯②李⋯③庄⋯　Ⅲ.①养生（中医）②食物疗法　Ⅳ.①R212②R247.1

中国国家版本馆CIP数据核字（2023）第242086号

责任编辑：戴小玲　　　　　　　　文字编辑：翟　珂　陈小滔
责任校对：杜杏然　　　　　　　　装帧设计：史利平

出版发行：化学工业出版社
　　　　　（北京市东城区青年湖南街13号　邮政编码100011）
印　　装：中煤（北京）印务有限公司
710mm×1000mm　1/16　印张9½　字数152千字
2025年1月北京第1版第2次印刷

购书咨询：010-64518888　　　　　售后服务：010-64518899
网　　址：http://www.cip.com.cn
凡购买本书，如有缺损质量问题，本社销售中心负责调换。

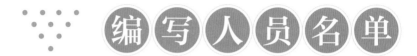

编写人员名单

主　　编：徐一博　李嘉航　庄怡锋

副 主 编：胡　瑞　王志昊　肖　琬　黄佳琦

　　　　　林　之　陈　崭　严春花

编　　者：（排名不分先后）

　　　　　王志昊　庄怡锋　刘东博　严春花

　　　　　李嘉航　肖　琬　张泽寒　陈　崭

　　　　　林　之　胡　瑞　徐一博　黄小方

　　　　　黄佳琦　黄　珂　鲜一炜　薛圣冰

主　　审：王茂泓

插画绘制：孙玉梅（微博：柒七插画）

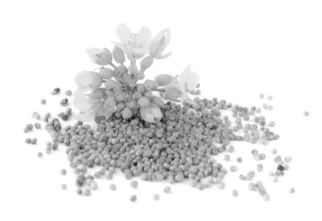

推荐序

欣闻徐一博老师及其团队编写的《谷蔬养生》行将付梓，首先向一博及其团队表示祝贺！

金元四大家之一的张从正有言："夫养生当论食补，治病当论药攻。"中医食疗养生早应成为百姓生活中不可或缺的部分。这本《谷蔬养生》可以说是恰逢其时，对中医食疗经验的传承、对中医药知识的科普、对中医文化的发扬光大都是一种极为难得的实践。阅此书稿，其有三个统一。

第一，专业性与通俗性相统一。书中不仅介绍了大量常见谷物蔬菜的性能和功效，还对所涉及的相关中医概念进行了通俗易懂的解读，如大葱篇中介绍了辛味润肾的原理，黑豆篇里科普了什么是中医所讲的心肾相交等，使读者不仅知其然，还知其所以然。

第二，简便性与有效性相统一。如芡实篇中介绍了用芡实和大米、糯米、山药相配治疗脾胃虚弱不思饮食的食疗验方；大麦篇中介绍了用大麦、姜汁和蜜治疗小便淋沥涩痛的方子等。这些方子均出自名医名家，疗效确切且十分简便。

第三，严谨性与实用性相统一。本书对生活中常见的问题进行了严谨的考证，可直接指导日常应用。如赤小豆篇中详细介绍了该如何区分赤小豆、红豆、相思子；绿豆篇中对比了高濂、张介宾二人绿豆食疗方的不同，得出绿豆煮水至不同程度，可发挥不同的功效等。其严谨性与实用性体现了编写团队的良苦用心。

一博是我校双惟实践班的学生，他于2006年考入江西中医学院中医系，同年加入双惟实践班，成为首届"双惟学子"。在校期间，一博积极组织、参加双惟班活动，多次获得演讲、讲课比赛第一名，更表现出对传统中医的痴迷与执着，不仅经常泡在图书馆阅读中医典籍，还数年如一日地跟随全国名中医张小萍教授侍诊抄方，进步显著，给我留下了深刻印象。

一博读研期间受其导师王茂泓老师熏陶，中医思维更加圆融、成熟，尤喜读《黄帝内经》，每有出人意料之解。偶尔与之交流，颇有收获。

　　工作之后，一博兢兢业业奋斗在一线教学岗位，表现同样出色，他的课堂经常挤满了外班来蹭课的学生，甚至让本班学生无座可坐，在学校传为一段佳话。一博以自己对中医的热情吸引了许多志趣相投的学生，这些优秀的学生也是本书编写团队的重要成员。

　　近年来，全国兴起一股养生热，书店里有各种各样的养生书籍，社会上有形形色色的养生大师，让老百姓莫衷一是，难以取舍。一博曾经主动找我聊起此事，以一个中医学生的视角表达了自己的困惑与担忧。我勉励他努力学习，将来自己出版一本语出有典、简便易行的中医养生书。如今这个愿望得以实现，我深感欣慰！

　　故而欣然提笔，乐为之序。

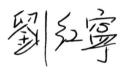

江西中医药大学高等研究院院长，院士工作站站长，原江西中医药大学党委书记

2023 年 12 月

前言

近年来，随着物质及精神生活逐渐富足，人们更加关注生活质量的提升，而高质量的生活中必不可少的一点便是拥有健康的身体，因此养生保健领域的话题越来越受到关注。在这一领域中，中医无疑是非常具有优势的，早在汉代成书的《黄帝内经》中就有言："圣人不治已病治未病，不治已乱治未乱。"治未病，顾名思义，是指在未得病时，采取相应的措施，预防疾病。这说明当时的医家就已经充分认识到了养生保健的重要性。随着"健康中国"政策的施行，中医药越来越受重视，中医"治未病"的概念逐步深入人心。

然而还有不少人对中医的印象仍停留在诊脉、针灸与开方用药上，却不知如何将治未病的思想运用到日常生活当中。其实中医防治疾病的措施远远不止这些。中医医家历来重视食疗的方法在养生保健和防治疾病方面的重要作用。医圣张仲景在《金匮要略·禽兽鱼虫禁忌并治》中提到："凡饮食滋味，以养于生。"唐代医家孙思邈的《备急千金要方》中就有言："夫为医者，当须先洞晓病源，知其所犯，以食治之。食疗不愈，然后命药。""若能用食平疴，释情遣疾者，可谓良工。"可见，食疗的方法自古便是中医治疗疾病的重要手段之一。同时，能够运用食疗取得良好的治疗效果，也是一位良医应当具备的素质。

中医食疗，顾名思义，是指在中医理论指导下，通过选择适宜的食物、注意食物搭配和禁忌等方法，来养生保健、防治疾病的一种疗法。若平时我们稍感不适，可以自己学习一些相应的中医食疗知识，用常见的食物调理身体的状态，对小疾小患可以及时治愈，对消渴、久咳久嗽等慢性疾病，也可以起到相应的辅助治疗效果，促进康复。

中医食疗有独特的优势，绝大部分中医食疗方简单、方便，花费少且有效果，比如我们在餐桌上经常打交道的谷物和蔬菜，就有各自的食疗作用：赤小豆可以利水消肿、解毒排脓，大麦可以健脾消食、清热利水，葱白可以发表、通阳、解毒……如果不了解这些知识，或是仅有一个模糊的印象，想应用食疗就只能是心有余而力不足了。

本书分三个部分进行系统阐述：第一部分介绍了谷物蔬菜的性能，以及中医体质学说，帮助大家了解性能与体质的相关知识；第二部分详细介绍了60余种谷物蔬菜的功效及食疗验方；第三部分为谷蔬验方集萃，精选了100余个谷蔬验方并按疾病分类列出，便于查阅。

另外，本书在编写时着重突出了以下几点特色。首先是专业性与科普性，本书内容并不是对谷蔬功效和验方的简单罗列，而是对相关食疗知识进行的通俗解读，书中处处体现着中医辨证施食、辨证选方的精髓。阅读本书，读者不仅可以了解常见谷物蔬菜的食疗作用，还能体会到中医医家的思维方法，并可在平时生活中借鉴与应用。其次是传承性，书中介绍的食疗方绝大多数出自古代名医名家，以前人之经验指导今人之实践，可让古代食疗验方避免沧海遗珠的尴尬，重新焕发出新的生命活力。再次是趣味性与可读性，比如苋菜、荠菜等篇记述的医家故事、神话传说，以轻松有趣的笔法，让读者不仅能够以愉悦的心情获取知识，还能从中感受到中医药文化的魅力。

本书编写的初衷是希望更多人了解中医食疗，并将相应的食疗知识应用到日常的"治未病"实践中，为健康保驾护航。本书编写组的邮箱是qingnangzhuchen@163.com，欢迎读者朋友与我们一起交流。需要提醒大家的是，本书介绍的谷物蔬菜及相关食疗验方，需要在中医理论指导下对证使用。使用时若能得到中医医师的帮助，确认一下自己的情况是否符合，则更为稳妥。病情严重者应及时就医，以免延误病情。

最后，祝愿大家收获健康，享受生活。愿读者朋友们阅读愉快！

编者

2023年12月

目录

第一章
谷蔬性能总义

　　每种谷物蔬菜均具有不同的功效和主治，对我们的人体也有不同的影响。如果在不清楚食物基本性能的情况下盲目食用谷物蔬菜，可能会引发一些身体健康问题，比如在日常生活中吃多了辣椒等辛辣的食物容易上火；脾胃虚寒者吃多了绿豆等寒凉的食物，久而久之也可能引发腹泻等症状。因此，在了解本书介绍的每一种食物之前，我们需要先掌握食物性能的概念。

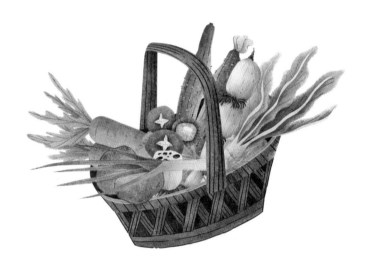

一、四气

　　四气也可称为四性，《神农本草经》将其分为"寒、热、温、凉"。为什么要将这种特性称为"气"呢？《素问·六节藏象论》说："天食人以五气，地食人以五味。"《素问·天元纪大论》记载："寒暑燥湿风火，天之阴阳也，三阴三阳上奉之。"风寒暑湿燥火是自然界中正常的气候变化，表现在温度、湿度等方面，这种变化相应也体现在我们日常所吃的食物上。正如一年四季中有寒冷的时候，也有炎热的时候，而药物与食物也是同样，具有寒凉与温热之分，其中寒甚于凉，热甚于温。根据食物的寒热属性不同，我们可以用来治疗不同的病症，如上火患者可以酌情吃一些性寒凉的食物，如苦瓜、绿豆等；若长期怕冷、手足冰冷的患者可以适当吃一点温热类的食物进行调养。反之亦然，体质偏寒的人不适合食用性寒凉的食物，而体质偏热的人群也不适宜食用性温热之物，否则可能对身体造成不良的影响。

除"寒、热、温、凉"四性外，还存在"平"。

中医认为，食物与药物相比，其寒热偏性更弱，更为平和，相应地更适合人们日常调养身体。药物如黄连为大苦大寒之物，不宜长期服用，否则易伤人正气；附子性大热，可回阳救逆，对于许多危急重症都有惊人的疗效，但作为日常食用之品则并不适宜。而谷物蔬菜等食物的寒热偏性较为缓和，更安全，更适合人们长期食用，以针对疾病的证型或人体的体质，进行食疗。

二、五味

《素问·六节藏象论》记载："五味入口，藏于肠胃，味有所藏，以养五气，气和而生，津液相成，神乃自生。"饮食五味对人体有重要作用。远古时期的人们通过品尝不同的食物，归纳出了"酸、苦、甘、辛、咸"五味，结合不同类食物对人体的不同作用，总结出了五味对人体不同的作用。

（1）酸味　大部分酸味的食物能收、能涩，可以起到收敛固涩的作用，可用于治疗一些肺虚喘咳、久泻久痢的病症。有的酸味食物还可生津止渴，对口干、口渴等症状可起到一定的缓解作用。

（2）苦味　苦味大多能泄、能燥、能坚。泄指清泄火热、降泄气逆，或通泄大便，如莲子心可泻火除烦，苦瓜可以清解暑热；体内湿气较重的患者也可依据病情食用些苦味食物以达到燥湿的效果；除此之外，部分苦味食物还能去除火邪，从而保护体内阴液，达到泻火以存阴的效果。

（3）甘味　甘味能补、能和、能缓。谷物蔬菜等食物中不乏味甘之品，可起到补益人体的作用。体质虚弱的患者可多食甘味食物，如粳米、粟米、山药等进行食疗调养。甘味能和，如黑豆与甘草同用，可以缓和药物的烈性，保护脾胃。甘味能缓，若肌肉拘挛疼痛，也可用甘草等味甘之品以起到缓急止痛的效果。

（4）辛味　辛味能散能行，可发散腠理，祛散外邪，如薄荷辛凉，可疏散风热，对治疗风热感冒有一定效果；辛味食物也可帮助行气行血，用于治疗气郁、血瘀等病证。若体内有瘀血阻滞，刺痛难忍，可吃一些辛味食物如韭菜等进行食疗；若患者长期情绪压抑导致胸胁胀痛，感觉有气阻滞，则可使用薄荷、陈皮等帮助行气。

（5）咸味　咸能下能软，具有软坚散结、泻下通便的作用。比如昆布味咸可治疗痰核、瘿瘤等疾病；大麦、粟米味咸，咸能下，故而此二者对小便的通利有一定促进作用。

（6）除以上五味外，"淡"与"涩"这两种味道在生活中也较常见，前者多归于"甘"，淡为甘之余味，能渗能利，利水渗湿，对出现水肿、小便不利等症状的患者有一定的治疗效果，常见味淡的食物有薏苡仁、绿豆等；后者功效与"酸"相似，皆能起到收敛固涩的作用，这里便不再赘述。

需注意，各类食物对我们的身体有不同的保护调节作用，但若是过量，则可能会对我们的身体造成一定程度的损伤。《素问·生气通天论》记载："是故味过于酸，肝气以津，脾气乃绝。味过于咸，大骨气劳，短肌，心气抑。味过于甘，心气喘满，色黑，肾气不衡。味过于苦，脾气不濡，胃气乃厚。味过于辛，筋脉沮弛，精神乃央。"因此，只有适时、适量、对证地摄入食物，才可发挥其调养作用，为健康保驾护航。

三、归经

归经，指的是一种药物或食物对人体脏腑经络的选择性作用，表示了药物或食物对人体的作用部位、作用范围。古人通过长期的医疗实践总结，形成了如今较完善的归经理论。比如，谷物类食物大多归属脾胃两经，对调养脾胃或治疗脾胃系统的疾病有一定效果。需要注意的是，中医归经理论的作用部位及范围，与解剖学中的概念不完全相同，如粳米可入脾胃经，健脾益胃，此处的脾是指中医的脏腑概念，并非解剖学中的免疫器官之脾。

四、升降浮沉

药物及食物还有"升降浮沉"这一性能，人们可通过这一性能选用适当的药物或食物，以治疗人体不同部位或不同病势的疾病。升降浮沉受食物质地轻重、性味的影响，并以效用为主要依据划分得出。花、叶、皮等质轻多轻浮，矿石类因其质重而多为沉降；在四气五味当中，辛甘及温热食物主要以升浮为主，而酸苦咸涩及寒凉的则多沉降。不同食物的升降浮沉特性不同，其治疗的病症也不同。如升浮类食物作用偏向上向外，具有升阳发表、祛风散寒、涌吐、开窍等作用，可用于治疗病位在上或病势向下的疾患；沉降类食物作用向下向内，具有止咳、降气、利水、止呕、通便、固表等作用，多用于治疗病位在下或病势向上的疾患。

第二章

中医体质浅说

在日常生活中，我们经常会发现这么一种现象：同样是夏天，有一部分人特别怕热，而有一部分人却感觉温度比较适宜；但在冬天，夏天怕热的那群人可能觉得冬天很舒服，但是夏天觉得温度正好的人在冬天却可能表现出畏寒、肢冷等症状。这其实就与人们的体质关系非常密切了。

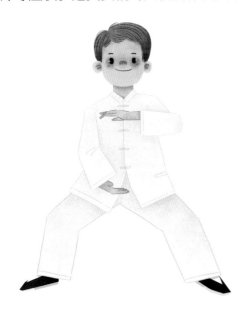

一、体质的形成

体质是人体在生命过程中，在先天禀赋和后天获得的基础上所形成的形态结构、生理功能和心理状态方面综合的、相对稳定的个体化特性，它并非一种病理状态，而是一种客观的人体特性。在了解我们日常食用的谷蔬之前，我们需要了解每个人体质的成因与特点，以便指导我们合理、健康地食用谷蔬。

（1）先天影响　婴儿的诞生需要父母双方精气的交合，同时，父母之精的质量也影响了其体质的强弱。先天禀赋对个人后天的生长发育有密切关系。若父母其中一方或双方肾气亏虚，抵抗力较弱，则其后代有一定概率也出现气血虚弱、抵抗力不足等情况，并且可能出现生长发育迟缓、智力低下的情况。若父母体力充沛，身体强壮，抵抗力较好，则其后代可得充足精气，抗病能力较强，且生长、发育良好。

（2）饮食　人体需要通过食物补充能量以维持生命正常活动。饮食结构会对人体产生较大的影响。一般而言，若人体摄入的饮食结构较丰富，阴阳均衡且适量，则人体多强壮，体质较好；若过食肥甘厚腻之物，则会加重脾胃运化负担，继而产生水湿、痰饮等病理产物，使人体肥胖，久而久之或可形成痰湿体质；若过食生冷之物，则脾阳易受损，久而可能形成脾胃阳虚体质。体质与饮食有较为密切的联系，尤其在当下社会中，过度食用快餐、冷饮、油炸食品等不良饮食习惯导致现代人的健康面临一定的威胁。

（3）自然环境　气候环境同样也易影响体质。《医学源流论·卷下·治法·五方异治论》中曾记载："人禀天地之气以生，故其气体随地不同。"我国有南方地区、北方地区、西北地区和青藏地区四大地理区域。正所谓"一方水土养一方人"，由于地理位置的不同，居民的各种生活条件也因此受到影响，因此在这一过程中人体受到相关因素的影响而出现体质方面的变化。如南方地区较炎热，且雨季较多，受到各种情况影响，南方人普遍腠理疏松；北方气候较干燥，且寒冷，在长期发展的过程中，北方人身体大多壮实，腠理较致密，以帮助抵御寒邪。

除此之外，居住环境也会影响我们的体质，如居住在较阴寒潮湿之地的人常常湿气较重，对健康也有一定不利的影响。

（4）社会环境　人是社会的一员，不能脱离社会而存在。故人体也易受到社会环境的影响，如现代社会压力较大，就业、住房问题常困扰着广大人群，许多人可能会出现气郁质表现，如心情郁闷，精神不佳等，再加上长期熬夜工作，易破坏人体的阴阳平衡，影响自身健康。反之，若休息充足，得到充足放松，则可使一身之气得通，增强自身抗病能力以及身体素质。

（5）年龄　随着年龄的增长，人体的状况也随之发生改变。婴儿时期由于体内脏腑未发育成熟，抗病能力较差，此时易受外来邪气侵袭而发病；成年以后脏腑功能完善，此时机体发育成熟，抗病能力较强，精神状态较好。围绝经期（更年期）后肾精逐渐亏损，全身脏腑功能慢慢减弱，抗病能力逐渐下降，老年人群由于正气较虚，易感受外邪，或是由于脏腑功能的衰退，可能产生一些内伤杂病。

二、体质的分型

中医有关体质分类的论述较多。早在千年以前，《黄帝内经》就对体质进行了相对全面、系统的分类，以阴阳五行等学说为基础，通过分析人体脏腑、气血、形体、腠理、情志、行为特质等多方面因素，将体质进行分类。在《灵枢·通天》中以"天地之间，六合之内，不离于五，人亦应之"为思路，将体质分为太阴之人、少阴之人、太阳之人、少阳之人、阴阳和平之人五类；而在《灵枢·阴阳二十五人》中，又将体质分为木型之人、火型之人、土型之人、金型之人、水型之人五类。现代中医学界大多采用王琦教授制订的《中医体质分类与判断》进行体质辨析，将体质分为九类：平和质、阳虚质、气虚质、阴虚质、气郁质、血瘀质、湿热质、痰湿质、特禀质。现实生活中的一些表现往往可以帮助我们辨析自己的体质类型，并指导我们有针对性地调养。

（1）平和质　以体态适中，身材强壮匀称，面色红润，精力充沛为主要特征。平和质的人群往往气血充足，脏腑功能良好，很少生病，对于环境的适应力较强。性格方面多开朗随和，不常生气也不易郁闷，精神尚可。因此，平和质是人体较为理想的体质之一。在日常生活中，平和质的人群应注意平衡膳食，合理搭配饮食，并积极参加各类运动，以帮助气血顺畅。

（2）阳虚质　阳虚质人群多出现怕冷，精神萎靡，抵抗力较低，易患感冒，畏凉喜温等表现。中医认为阳气可以温煦人体五脏六腑，以维持脏腑的正常运作。若其人素体阳虚，则体表不得阳气温煦、抵御，易出现怕冷、易感冒等表现。脾胃失去阳气温煦，运化职能失司，难以将精微物质供给全身，故人体可能出现气血虚弱等表现，如精神萎靡、易疲劳等；脾阳不足，水湿内侵，其性趋下，故日常生活中也可时常出现腹泻清稀，或小便清长的症状，严重者可发展为脾肾阳虚，出现粪便如水样、夹杂未消化食物的症状。

阳虚患者在日常生活中应时刻注意保暖。多吃温热的食物，如糯米、韭菜等，少吃生冷的食品。同时，经常外出晒太阳、进行一定程度的体育锻炼也可帮助调整阳气。

（3）气虚质　气虚质人群多表现为自汗、疲乏无力、精神不振、少气懒言、胃口不佳等。人体的生理功能活动与气有密切的联系，气虚的人群其症状与阳虚体质相似，但寒象不明显。腠理失去气的固摄作用可出现津液外泄，如自汗；人体五脏六腑失去气的濡养，出现功能紊乱，如心气不足出现精神涣散；脾气虚无法供应水谷精微，肌肉失去濡养出现不耐劳累，易乏力；肾气不足，肾不纳气可导致该体质人群出现呼多吸少等症状。

脾为气血生化之源，因此补益脾气对气虚质的人群尤为重要。气虚质患者平常可用黄芪、党参等泡水服用，饮食上可以食用南瓜、卷心菜、胡萝卜、土豆、山药、莲藕、香菇等蔬菜；在运动方面可选择冥想等相对柔和的方式，长此以往，可以起到一定的效果。

（4）阴虚质　身形较瘦，咽干口燥，手足心热，性情急躁，畏热喜凉，冬寒易过，夏热难受等多为阴虚质人群的表现。在中医理论中阴液指体内津液、阴血等物质，有濡养、滋润脏腑组织，平衡阴阳的作用。若阴液亏虚，难以制约阳热，则可出现阴虚火旺的症状，临床常见肺胃阴虚和肝肾阴虚两方面：肺喜润恶燥，阴液不足，肺脏失于濡润，易受燥邪影响，表现为咳嗽、咯血等；胃阴不足则其消化功能加快，可见消谷善饥；肝肾阴虚，难以制约亢阳，则出现头晕头痛、急躁易怒等肝阳上亢症状，以及腰酸腿软、遗精等肾阴虚症状。火性炎上，易扰心神，故而阴虚火旺的人群易心烦，性情多急躁。

阴虚质患者在日常生活中须少吃辛辣，可适当吃一些甘凉滋润性的食物，如百合、银耳、冬瓜、丝瓜、黄瓜、菠菜、莲藕、黑芝麻等。同时平常也应注重休息，保持充足的睡眠。

（5）气郁质　气郁质多因情绪问题而产生，常表现为忧郁、常叹息、胸部胀满、乳房胀痛、胃口不佳等症状。人体内气的运行正常与否影响着脏腑、气血津液等物质的代谢。若气机不畅，气郁结在某一部位，则易出现该部位闷阻不通等感觉。气滞于胸膈，可导致胸膈胀满，且叹气时常能缓解憋闷感；滞于脾胃，脾胃运化不利，患者可自觉腹部痞闷，食欲不佳。气郁体质的形成多与肝有密切联系。肝主疏泄，调畅气机，也易受情志影响，若长期处于低迷、郁闷的状态，易导致肝疏泄不利，气的运动失调，从而引发各类气机阻滞的症状。

气郁患者在日常生活中首先要调整自己的情绪问题，缓解压力，适当放松，劳逸结合，保持平和的心态；除此之外，经常进行体育锻炼，有助于调畅气机，改善症状。

（6）血瘀质　该类体质患者症状多表现为皮肤晦暗、有瘀斑、面色较差、胸闷胸痛等，女子还可出现痛经、闭经、经血紫黑有块等症状。血可运输营养物质以供给全身，若其人素体血虚、血寒或是血中有热，煎熬津液，致使血液黏滞，都会影响血液的正常运行，血液停滞不前，可能会逐渐形成瘀血。瘀血聚于身体某处可引发疼痛，多为刺痛，部位固定不移，夜晚加重；瘀血停聚时间较长，易干扰新血的生成，加重血虚症状，脏腑形体失于濡养而表现为肌肤甲错、毛发不荣；瘀血易阻滞血脉流通，影响肢体活动；血能载气，血瘀必兼气滞，如外伤出血致瘀，可导致该部位气血郁滞，可见肿胀、发绀。除上述情况外，血瘀还可见于其他许多疾病，严重时可危害人体健康。

对于该类体质人群的调摄，应从"活血化瘀"的角度入手，如平时应依据自己的具体表现，多吃一些活血的蔬菜等，如韭菜、洋葱、山楂、西红柿等；适当的体育锻炼也十分必要。

（7）湿热质 多表现为形体较肥胖、如油裹面、面垢油光、食欲不佳、大便黏滞等。除了气候、地域因素的影响外，该体质的形成还与较为肥腻的饮食有密切的联系。脾喜燥恶湿，过食肥甘厚腻之品，易致使脾失健运，继而导致湿邪内生，积聚过久，则易化热。湿热之邪循经蒸腾于面，可出现面垢多油；湿性趋下，在湿热邪气的影响下，可出现大便黏滞、小便色黄、异味较重等表现。

控制饮食对于湿热体质人群最为重要。在日常饮食中应多以清淡饮食为主，服用清热祛湿的谷类、蔬菜也能起到一定的效果，如薏苡仁、赤小豆、冬瓜、丝瓜、葫芦、苦瓜等，少吃辛辣油腻的食物。

（8）痰湿质 痰湿体质人群常出现体形肥胖、腹部肥满、胸闷、痰多、容易困倦、身重不爽等症状，热象没有湿热质明显。痰湿质人群还多表现出下雨天不适症状加重，且其罹患卒中（脑梗死）的概率较其他体质人群更高。痰湿除了可停聚于人体内，造成气机失调，影响津液等代谢外，还可停滞于人体的经络，多表现为痰核、瘰疬等疾病。若患者有原发性高血压病史，则发怒时肝风内动夹痰上扰清窍，可能诱发卒中。

痰湿质多是由饮食等因素引起。在生活中，痰湿质人群可多吃一些有助于化痰祛湿的蔬菜、谷物，如萝卜、扁豆、赤小豆、薏苡仁等，并适当进行体育锻炼，调畅气机，有利于体内痰湿的消除。

（9）特禀质 特禀质体质多由于先天禀赋以及后天不耐受等问题而产生，表现为先天生理功能缺陷或易过敏。由于先天不足，脏腑功能较弱，抵抗力较差，对气候变化的适应能力低下，因此在日常生活中容易患病。过敏体质人群易患哮喘、鼻炎、荨麻疹以及常表现为对某种药物、食物过敏；一些人群还罹患遗传性疾病，如血友病等。特禀质人群尤应注意后天的调补，滋养人体气血，增强抵抗能力，饮食上多以温性、清淡饮食为主，注重饮食上的均衡性，同时在日常生活中也须注意时刻防护，远离过敏原。

由于每个人出生环境、后天成长经历都不同，在各种影响因素的作用下，一个人并非只有一种体质，而可能由2～3种甚至更多体质组合而成。如阴虚质者由于长期压力较大，心情郁闷，则可夹杂气郁质的表现；气郁质人群也可因长期熬夜工作，加上嗜辛辣之物，也可逐渐出现阴虚质表现。除了相互夹杂以外，不同的体质之间也可相互转化，如痰湿质者加强锻炼，并进行食物或药物的调养，可逐渐转变为平和质；相反，若平和质人群不注重健康的生活方式，也可发展成其他体质。因此，在现实生活中我们应尽早、合理应用体质学说，在中医医师的帮助下明确自己体质的偏向，知道该体质容易诱发的疾病，并据此制订适合自己的方法，调养好自己的身体，对我们养生保健有重要的意义，可帮助我们更好地生活。在本书中，我们也会将各种谷物蔬菜的功效及相关食疗验方一一介绍，以帮助各位读者根据自己体质情况，针对性地食用某种谷蔬，逐渐改善自己的身体。

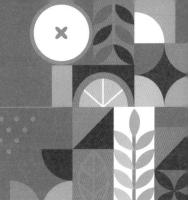

第三章

谷物

第一节　温热类谷物

一、糯米

主要性能　甘，温。归脾、胃、肺经。
功　　效　益气固表，健脾止泻。

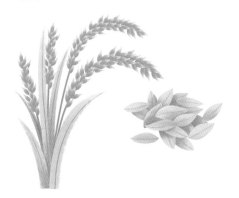

糯米，也叫江米、元米或稻米，为禾本科稻属植物稻的亚种粳稻中种仁有黏性的一类，在我国各地均有栽培，旴江名医李梴在《医学入门》中记载："糯，软也。其米软而黏，即稻米也。"糯米性黏滑香糯，可煮饭、熬粥、酿酒，也可制成汤圆、年糕等民间小吃，深得百姓喜爱。糯米味甘性温，可入脾、胃、肺三经，具有益气固表、健脾止泻的功效。

1. 益气固表

糯米可以益气固表，多用于治疗气虚自汗。自汗是指经常白天清醒时汗出，且活动后会更严重的情况。中医认为，这是由于人体阳气亏虚，不能固密肌表，致使腠理疏松，津液外泄所致。明代医家徐春甫在《古今医统大全·卷之五十一·自汗门》中记载了针对自汗不止的应急小方："救急方：治自汗不止。用陈糯米不以多少，麦麸同炒令黄色，研为细末。米饮调下三钱，或热猪肉蘸末食之亦可。"即先用适量的糯米和麦麸一同炒黄，再将糯米研成细末，用米汤调服9g左右，也可以用熟猪肉蘸末食用。猪肉可以滋阴润燥、补益气血，能缓解自汗过后的津伤气耗，用它蘸糯米末食用，对于自汗不止的患者有一定的应急效果。

2. 健脾止泻

糯米不仅益气固表作用强，而且健脾止泻的作用也不差。《医学入门》中记载糯米可以"温中益气，实肠止泻"。清代医家吴仪洛在《本草从新》也记载其可以"坚大便"。这里的"坚"字是使动用法，意为：使大便坚硬。温病四大家之一的王孟英就在《随息居饮食谱》中记载："脾虚泄泻，糯米炒黄磨粉，加白砂糖调服。"糯米可以健脾止泻，炒后能增强其涩性，可使其更好地发挥止泻作用。

在《寿世编》中记载了一个关于糯米的食疗小方："糯米一升，水浸一夜，沥干，慢火炒令极熟，加山药二十两炒，共研细末，收贮。每日清晨加白糖调，多少随意服。"清代糯米一升约为现代1080g，二十两约为现代750g❶。这个小方可以"补虚损，治泄泻及饮食少进"，有需要的朋友不妨尝试一下。此方名为"天仙面"，想必效果应该不差。

另外，还有一种黑糯米，又称紫米或血糯米，它也属于糯米类，是由禾本科植物稻经长期培育形成的一类特色品种，它营养丰富，有益气养血明目等作用，在民间有着"黑珍珠"的美称。

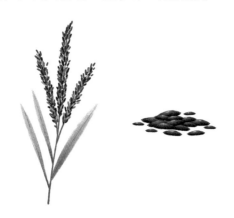

❶ 郝万山. 郝万山伤寒论讲稿（增订本）[M]. 北京：人民卫生出版社，2022.

需要注意的是，糯米黏性极强，较难消化吸收，即使是煮粥至糜烂，或是制作成糕饼，都很难消化，所以脾胃系疾病患者、婴幼儿、老年人、病后体虚的人群，均应慎食或忌食糯米。

二、黄豆

主要性能　甘，平。归脾、胃、大肠经。
功　　效　宽中导滞，健脾利水，解毒消肿。

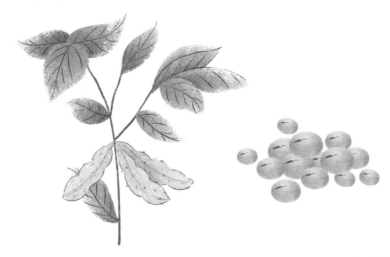

黄豆，是豆科大豆属的一年生草本植物，中国各地均有栽培，亦广泛栽培于世界各地。它味甘性温，归脾、胃、大肠经，具有宽中导滞、健脾利水、解毒消肿的功效。现在市场上有非常丰富的黄豆制品，如黄豆芽、豆腐、豆腐脑、千张等，品种多样，故而民间有着"黄豆是个怪，七十二样菜"的说法。

1. 宽中导滞

黄豆可以宽中导滞，清代医家陈其瑞在《本草撮要》中记载黄豆"功专宽中下气，利大肠，消水肿"。中医认为，脾胃为人体气机升降的枢纽。《临证指南医案》就提到："脾宜升则健，胃宜降则和。"脾胃之气升降协调，相反相成，共同参与食物的消化。脾胃同属中焦，若脾主升清、胃主降浊的功能失常，可能会引起中焦气滞之腹胀、便秘等不适。而黄豆正有宽中导滞的作用，所以中焦脾胃气滞的人群在日常生活中可以适当多食用一些黄豆。

读到这里，朋友们可能会想：不对呀，平时吃黄豆怎么没有感受到它有宽中导滞的功效，反而稍微一吃多还会感觉有些胀气壅满呢？

对于这个问题，清代医家黄宫绣在《本草求真·卷九·食物》的论述可以为我们解开困惑："书既言味甘，服多壅气生痰动嗽。又曰宽中下气，利大肠，消水胀肿毒。其理似属两歧，讵知书言甘壅而滞，是即炒熟而气不泄之意也；书言宽中下气利肠，是即生冷未炒之意也。凡物生则疏泄，熟则壅滞。大豆其味虽甘，其性虽温，然生则水气未泄，服之多有疏泄之害。故豆须分生熟，而治则有补泻之为别耳。"从中说明了要想发挥黄豆宽中导滞的作用，得用生的黄豆，而不能用炒熟的黄豆。炒熟的黄豆服用过多确有壅滞的弊端，故大家在食用的时候需多多注意。

2. 健脾利水

从中医理论上来讲，甘味与脾脏在五行皆属于土，故而味甘之物多可入脾经，多有补益脾脏的作用。黄豆味甘入脾经，具有一定的健脾功效。明代名医倪朱谟在《本草汇言·卷之十四·谷部》中有载："黄豆煮汁饮，能润脾燥，故消积痢。"这足以说明适当饮用黄豆煮的汤汁对脾脏有利。另外黄豆还有一定的利水作用，水肿患者可适量服用黄豆进行辅助治疗。

3. 解毒消肿

黄豆不仅有宽中导滞、健脾利水的功效，它还有解毒消肿的功效。在日常生活中，很多人都知道黄豆，都知道它是非常重要的粮食作物，甚至很多人早上都要来上一杯黄豆豆浆，但却不知晓它有解毒消肿的功效。

清代温病学家王孟英在《随息居饮食谱》中曾记载："痘后痈毒，嚼生黄豆涂之，即溃。浸胖，捣涂诸痈疮亦妙。"我们在日常生活中如若生了痈疮，可以试试用黄豆捣碎涂敷于患处，观察其效果。明代名医倪朱谟在《本草汇言》中有提到："治打伤青肿：用黄大豆水浸泡，捣烂敷之。"可见黄豆外用解毒消肿的小妙方还真不少呢。

最后需要提一下，煎煮黄豆豆浆时存在假沸现象：豆浆中含有的有机物质在加热的过程中会产生气泡向上涌动，常让人误以为豆浆已经煮熟了，未煮熟的豆浆会对胃肠道产生刺激，饮用后可能出现腹泻等现象，严重的话须及时去医院就诊。预防的方法就是将豆浆多煮一会儿，一定要保证其在高温下煮沸，方可放心饮用。

附：豆腐

主要性能 甘，凉。归脾、胃、大肠经。
功　效 清热解毒，益气和中，生津润燥。

豆腐为豆科植物大豆的种子的加工制成品，清代医家王孟英在《随息居饮食谱》中就对豆腐的制作有所记述："以青黄大豆，清泉细磨，生榨取浆，入锅，点成后，嫩而活者胜。"作为餐桌上常见的食材之一，豆腐以其清爽细腻、柔软可口的特点赢得了诸多人群的喜爱，无论是炒菜、煲汤，抑或是火锅、烧烤，都常常能见到豆腐。另外，豆腐还可以入药，中医认为，豆腐味甘性凉，归脾、胃、大肠经，具有清热解毒、益气和中、生津润燥的功效。

1. 清热解毒

豆腐具有一定清热解毒的作用，可用于治疗外伤疮疡，比如在古代医疗条件有限的情况下，人们就常用豆腐治疗杖疮。将豆腐外敷杖疮患处，取其清热解毒的功能，可以在一定程度上预防伤口感染，并促进伤口愈合。明代医家朱权就在《延寿神方》中记载："治杖疮……用豆腐敷于患处，妙。"《随息居饮食谱》中也有"杖后青肿，切豆腐片贴之，频易"的记载。

2. 益气和中

豆腐还具有益气和中的作用。中医认为，脾胃为人体气机（气机，即气的运动）升降的枢纽，若脾胃虚弱，脾胃的功能失调，则可能影响到人体气的正常运动，继而可出现腹部胀满的情况。此时我们可以用豆腐进行食疗，明代医家李梴在《医学入门》中记载豆腐可以"宽中益气，和脾胃，下大肠浊气，消胀满"。清代医家吴仪洛在《本草从新》中也提到："和脾胃，消胀满，下大肠浊气。"由此可见，脾胃虚弱的人群，如果经常觉得自己腹部胀闷不适的话，可以在日常生活中适当多吃些豆腐，以此来补益脾胃、和中降浊。

3. 生津润燥

王孟英的《随息居饮食谱》中提到豆腐可以"润燥生津"，从中可知豆腐还可用于缓解一些干燥不适的症状，如鼻腔干燥、口唇干燥等，因此生活在气候干旱地区的人们可以适当多吃些豆腐，预防燥邪损伤人体的津液。

最后介绍一下食用豆腐的注意事项。《医学入门》中有言："中寒多泄多屁者忌食。"此处的"中"是指中焦脾胃，因为豆腐性凉，所以对于脾胃虚寒、泄泻、多屁者而言，食用豆腐绝对是弊大于利的。清代医家黄宫绣在《本草求真》中记载："凡服豆腐过甚，而致肾中寒气发动，并生疮疥头风等症者，须用莱菔汤及或杏仁以解。"从中我们可知两点：其一是豆腐虽好，我们食用也应当适量，过量食用可能会引起一些不适症状；其二是古代医家有采用莱菔汤、杏仁，来缓解过量食用豆腐所产生的不适的记载。这里提醒大家一下，如果症状较严重的话，应当及时前往医院寻求医师的帮助，以免耽误病情。除此之外，现代研究表明，豆腐含嘌呤较多，因此痛风患者及其他嘌呤代谢失常的人群也应当视情况少食或不食用豆腐。

第二节 寒凉类谷物

一、小麦

主要性能 甘，微寒。归心经。
功　　效 益心气，养心阴，除烦止渴。

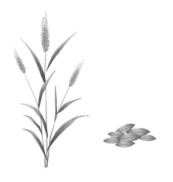

小麦为禾本科一年生植物小麦的成熟颖果，在全国各地均有栽培。小麦作为药用是整粒使用，不磨粉。它味甘，性微寒，可入心经，具有益心气、养心阴、除烦止渴的功效。宋代《图经本草》中有言："大凡麦秋种冬长，春秀夏实，具四时中和之气，故为五谷之贵。"

1. 益心气，养心阴

小麦不仅是营养价值极高的食物，也是临床十分常用的药物，它可以益心气、养心阴，多用于治疗心气虚、心阴虚的患者。

医圣张仲景在《金匮要略》中就有用甘麦大枣汤治疗妇女脏躁病的记载："妇人脏躁，喜悲伤欲哭，象如神灵所作，数欠伸，甘麦大枣汤主之。"这里的脏躁，是以精神不定或失常、无故悲伤欲哭、频作欠伸、神疲乏力为主要临床表现的一类病证，是由于情志不舒或思虑过度，肝郁化火，伤阴耗液，而后心神失养、虚火躁动引起的。本病虽有热象，但本质是虚火，不宜用黄芩、黄连等苦寒清热的药；而且本病也并非大虚，所以也不适合用人参等药进行大补，因此用比较平和的小方——甘麦大枣汤慢慢调养是最合适的了。

甘麦大枣汤中小麦的用量很大，原书记载是一升，再配上补养心脾气血的大枣和益气清热的甘草，可共奏养心安神、和中缓急之功。

2. 除烦止渴

小麦还可以除烦止渴，对于烦热消渴、口干舌燥等症状有一定的缓解作用。元代医家忽思慧在《饮膳正要》记载道："小麦粥，治消渴，口干。小麦（淘净，不以多少）。上以煮粥，或炊作饭，空腹食之。"清代医家章穆在《调疾饮食辩》中记载了另一种小麦粥的做法："小麦粥。主宁神敛汗，止渴除烦。先煮小麦熟，捞去麦，取汁，入米煮粥食。"

医家如此善用小麦除烦止渴的作用，可见其食疗价值之大。

二、大麦

> **主要性能** 甘、咸，凉。归脾、肾经。
>
> **功　效** 健脾消食，清热利水。

本品为禾本科草本植物大麦的成熟果实，它味甘、咸，性凉，可入脾、肾二经，有健脾消食、清热利水的功效。大麦是世界上种植最早的农作物之一，因其早熟，且耐旱、耐冻、耐盐、耐土壤贫瘠，故而栽培十分广泛。它不仅可供人们食用、药用，也可作为饲料及饮品酿造的原料等。

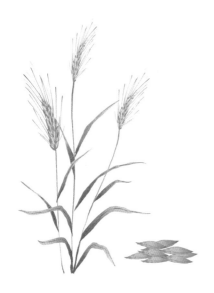

1. 健脾消食

在《证类本草》中有言："大麦，补虚劣，壮血脉，益颜色，实五脏，化谷食。久食令人肥白，滑肌肤。"可见大麦具有非常高的食用价值。

大麦入脾经，能健脾消食，提高脾胃运化水谷的能力，在日常生活中广泛应用于治疗脾虚食积。唐朝政府颁布的《新修本草》中就记载，大麦可以"平胃，止渴，消食，疗胀"。因此对于脾虚食积导致的腹部不适，如腹胀、腹痛等，适当食用大麦能够起到较好的缓解效果。

另外，大麦性滑腻，对于噎膈、吞咽困难的患者，可将大麦粉制成稀糊食用，不仅可以饱腹，还有益气调中、消积化食的作用，真可谓一举多得。

2. 清热利水

大麦也入肾经，有清热利水的功效，可用于小便不利、淋漓不畅等状况。北宋时期王怀隐等编写的《太平圣惠方》中就记载了一个有关大麦的食疗方："治猝小便淋涩痛，大麦三两，上以水二大盏，煎取一盏三分，去滓，入生姜汁半合，蜜半合，相和，食前分为三服服之。"翻译成现代用法是：取大麦约110g，加水两大碗，煎至水量约剩一半时取出，去掉渣滓，加入50mL生姜汁和50mL蜜调匀，饭前分三次服完即可。

此外，民间习惯将大麦制成大麦茶，以清解暑热，预防中暑，非常适合在盛夏时饮用。

三、粟米

主要性能 味甘、咸，性凉。归脾、胃、肾经。
功　　效 和中，除热，益肾，解毒。

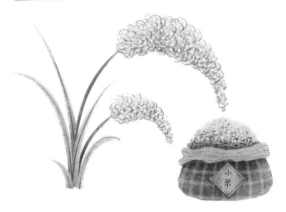

粟米又名小米，是禾本科植物粱的变种的种仁。清代医家吴仪洛在《本草从新》中记载粟米可以"补虚损，益丹田"，可见其具有较高的营养价值。粟米味甘、咸，性凉，归脾、胃、肾经，具有和中、除热、益肾、解毒的功效。

1. 和中，除热

先来谈谈粟米为什么能和中，我们可以从古代医家的论述中找到答案。宋代医家寇宗奭在《本草衍义》中论述道："粟米利小便，故益脾胃。"脾的生理特性之一是喜燥恶湿。中医医师在治疗湿邪为患的疾病时常会采用利小便的方法，而粟米正好有此作用，它可将人体内的水湿之邪通过小便排出体外，从而减轻脾的负担。正所谓"治湿不利小便，非其治也"。

其实粟米不仅能利小便，而且有一定补益脾胃的作用。宋代医家陈直在《养老奉亲书》中记载的粟米粥，就可以"食治老人脾胃虚弱，呕吐，不下食，渐加羸瘦"。

粟米还有除热的功效，明代医家郑宁在《药性要略大全》中记载它可以"去脾胃中热"；明代医家李时珍在《本草纲目》中也说道："粟米……降胃火，故脾胃之病宜食之。"可见，粟米性凉，还可入胃经以降胃火，因此胃火旺者可适当多吃些粟米；反之，脾胃虚寒者则不宜多吃。

再给大家介绍一个食疗方,明代医家李梴在《医学入门》中记载:"用粟米粉作丸梧子大,煮熟,入盐少许,并汁食之。"这个小方不仅可以"和中益气",还能用于"去脾胃虚热气弱,食不消化,呕逆反胃,汤饮不下",充分发挥了粟米调养脾胃的作用!

2. 益肾,解毒

元代医家忽思慧在《饮膳正要》中记载:"粟米……主养肾气";李时珍在《本草纲目》中还有言:"粟之味咸淡,气寒下渗,肾之谷也,肾病宜食之。虚热消浊泄痢,皆肾病也。渗利小便,所以泄肾邪也。"可见,粟米性凉且可入肾经,因其还具有一定的补益作用,所以肾系疾病患者不论虚热实热均可食用粟米进行调养。另外,当肾主水的功能失常,出现水肿、小便不利等症状时,也可以多吃些粟米渗利小便,进行辅助治疗。《本草纲目》中还记载:"一人病淋,素不服药,予令专啖粟米粥,绝去他味,旬余减,月余痊。"文中的"淋"乃中医病名,是指以小便频急、淋漓不尽、尿道涩痛、小腹拘急或痛引腰腹为主要临床表现的一种病证,类似于西医学所说的尿路感染、泌尿系结石等疾病。该患者仅仅是服用粟米粥就达到了治疗效果,可见这个方法非常具有推广价值。

最后,一些古代医书还记载了粟米具有解毒的作用,如《医学入门》中言其可以"解诸毒",《修真秘箓》载其可"压丹石毒"等。

四、绿豆

主要性能 甘,寒,无毒,归心、胃经。
功 效 清热解毒,消暑,利水。

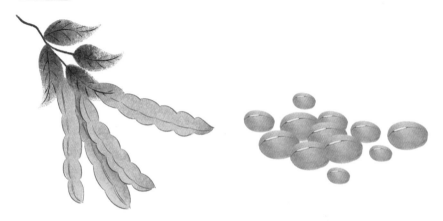

绿豆，为豆科植物绿豆的种子，在我国大部分地区均有栽培。它有清热解毒、消暑、利水的功效，可治疗暑热烦渴、水肿、丹毒、痈肿等疾病。绿豆在我国有2000多年的栽培历史，其营养丰富，具有极高的食用及药用价值。

1. 清热解毒

绿豆是我们生活中常见的一种粮食。大家或多或少知晓一些它的用处，但其作为中药，很多人对它的功效却不是很清楚。例如中医认为药物和食物都有四气之分，即寒热温凉，一般凉性或寒性食物具有清热泻火、解毒养阴的作用。而绿豆性寒，可清热解毒。在宋代唐慎微著的《证类本草》中记载绿豆"主丹毒，烦热，风疹"。说明了其解毒的功效。明代医家张介宾在《景岳全书》中记载了食疗小方绿豆饮的做法："绿豆饮，凡热毒劳热诸火，热极不能退者，用此最妙。用绿豆不拘多寡，宽汤煮糜烂，入盐少许，或蜜亦可。待冰冷，或厚或稀或汤，任意饮食之，日或三四次不拘。"

现代营养学研究发现，在食用绿豆后，其含有的丰富的维生素E等能够促进体内毒素排出，有助于人体的新陈代谢，所以大家在日常生活中可以熬点绿豆粥喝。

2. 消暑，利水

绿豆不仅可以清热解毒，而且还可消暑。大家都知道，许多百姓在夏季时常会用绿豆煮汤，放凉饮用，以解暑热。许多古代医书中也明确提到了绿豆具有消暑的功效，如明代倪朱谟的《本草汇言》中记载绿豆可以"清暑热"；养生名著《遵生八笺》中记载了解暑绿豆水的制作方法："将绿豆淘净下锅，加水，大火一滚，取汤停冷。色碧，食之解暑。"

值得一提的是，《遵生八笺》中的绿豆水是"大火一滚，取汤停冷"，以此来清解暑热，而前文提及的《景岳全书》中的绿豆饮，是"宽汤煮糜烂"，用其可清热解毒来治疗热毒证。古代医家的记述十分严谨，同样是绿豆煮水，煮的程度不同，其发挥作用的倾向也就不同，这点尤其值得我们学习与借鉴。

绿豆还有利水的功效。《太平圣惠方》中就记载了一个使用绿豆利水的小方子："青小豆半升，冬麻子三合（捣碎，以水二升淘，绞取汁），陈橘皮一合（末）。上以冬麻子汁煮，橘皮及豆，令熟食之。"将150g冬麻子捣碎，用

2000mL水淘洗并绞取汁液，并以汁液煎煮520g绿豆、70g陈皮末，煮熟后食用。此方对小便不通、淋漓不畅等症有一定的缓解作用。

绿豆其性寒凉，因此它并不适合所有人食用，建议大家在明确自身实际情况后再进行选择，脾胃虚弱的人不宜多食，空腹时也不宜食用。除此之外，我们在使用绿豆时切记不能与榧子壳同用。也不建议用铁锅煮绿豆，因为绿豆中含有元素单宁，高温条件下遇铁易发生化学反应，会使汤汁变黑，还会有特殊气味，不利于身体健康。

五、薏苡仁

主要性能　甘、淡，凉。归脾、胃、肺经。

功　效　利水渗湿，健脾止泻，除痹，清热排脓。

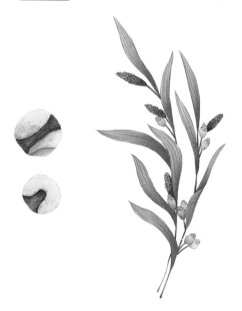

薏苡仁，别名有薏米、苡仁、薏仁等，是禾本科多年生草本植物薏苡的干燥成熟种仁。我国现存最早的本草书《神农本草经》将其列为上品，它味甘、淡，性凉，归脾、胃、肺经，具有利水渗湿、健脾止泻、除痹、清热排脓的功效。

1. 利水渗湿，健脾止泻

薏苡仁可利水渗湿，临床可用于治疗小便不利、水肿及脾虚泄泻等。加上它还兼有健脾的功效，故而凡是水湿滞留，尤其是脾虚湿盛者最为适用。又因为薏苡仁性凉，能清利湿热，所以也适用于湿热淋证，以及湿温病湿邪偏盛者。它常与苦杏仁、豆蔻、半夏、厚朴等药同用，如三仁汤、藿朴夏苓汤等。

清代名医陈士铎在《本草新编》中记载："薏仁最善利水，又不损耗真阴之气，凡湿感在下身者，最宜用之。"紧接着他又说道："凡利水之药，俱宜多用，但多用利水之药，必损真阴之气，水未利而阴且虚矣，所以他利水之药，不敢多用，惟薏仁利水，而又不损真阴之气，诸利水药所不及者也。"陈士铎真是苦口婆心，非常明确地点出了薏苡仁发挥利水渗湿作用时的特点：其他利水药大剂量长期用的话容易伤阴，可能造成"水未利而阴且虚"的局面，而薏苡仁利水但不伤阴，可以很好地避免这类情况。

2. 除痹

明代医家缪希雍在《神农本草经疏》中提及"此药性燥能除湿，味甘能入脾补脾，兼淡能渗泄，故主筋急拘挛，不可屈伸及风湿痹，除筋骨邪气不仁，利肠胃，消水肿，令人能食，久服轻身"。"湿邪去则脾胃安，脾胃安则中焦治，中焦治则能荣养乎四肢，而通利乎血脉也"。可见，四肢痹痛的患者在日常生活中也可以喝些薏苡仁水或煮薏苡仁粥进行辅助治疗，这是非常有好处的。

3. 清热排脓

薏苡仁还能清热排脓，临床多可用于肺痈、肠痈的治疗，如治肺痈成痈期常用的千金苇茎汤，就是薏苡仁与苇茎、冬瓜子、桃仁等药配伍应用；治疗肠痈内脓已成的常用方——薏苡附子败酱散，就是薏苡仁与败酱草、附子配伍应用的。

另外，缪希雍也在《神农本草经疏》中记录了一个单用薏苡仁治疗肺经被湿火所伤而吐脓血的食疗小方："独用数两，淘净煮浓汤，顿饮。"顿饮的意思是一次喝完。这个小方药材精简、效果可靠，十分具有推广价值。

薏苡仁利水清热多生用，健脾止泻多炒用。它好处多多，不过需要注意的是，因为薏苡仁性凉滑利，故孕妇不可食用。

第三节　平性类谷物

一、粳米

主要性能　甘、平，归脾、胃经。

功　效　健脾益胃，止泻，除烦。

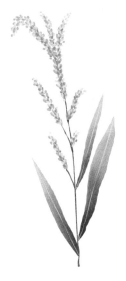

粳米，为禾本科植物稻的亚种中种仁不黏的一类。对于中国人而言，粳米饭是人们在日常饮食中非常常见的一道主食。粳米味甘、性平，主入脾、胃二经，具有健脾益胃、止泻、除烦的功效。

1. 健脾益胃

粳米是生活中最常见的补益佳品之一，明代医家缪希雍在《神农本草经疏》中这样评述粳米："粳米，即人所常食米。感天地冲和之气，同造化生育之功，为五谷之长，人相赖以为命者也……其味甘而淡，其性平而无毒。虽专主脾胃，而五脏生气、血、脉、精、髓，因之以充溢周身；筋骨、肌肉、皮肤，因之而强健。"

粳米专主脾胃，可以健脾益胃。明代医家李中梓在《医宗必读》中说道："一有此身，必资谷气。谷入于胃，洒陈于六腑而气至，和调于五脏而血生，而人资之以为生者也。故曰后天之本在脾。"中医认为，脾胃五行属土，共同居于人体中焦，它们经脉相互络属，相为表里。胃喜润恶燥，主受纳、腐熟水谷，其气以降为顺；脾喜燥恶湿，主运化、转输精微，其气以升为健。脾与胃燥湿相济、纳化相因、升降相依，合为气血化生之源，后天之本。由此可知，养护好我们的脾胃是多么的重要。

清代名医尤怡有一个预防饮酒太多伤及脾胃的小方法，他在《金匮翼》中记载："粳米一升，水五升，煮使极烂，漉去滓，饮之良。"如果身边有朋友饮酒较多的话，可以用5000mL的水煮1080g的粳米，煮至极烂后，将渣滓滤掉，给他饮用汤汁即可，以保护脾胃。中医名方白虎汤中也体现了保护脾胃的思想，这个方子就是由粳米和生石膏、知母、炙甘草组合而成的，方中生石膏清热泻火，知母清热泻火并可滋阴润燥，粳米和炙甘草甘温益气，滋养后天化源，又可监制生石膏、知母的寒凉之性，使其清热而不伤及脾胃。以上便是粳米健脾益胃之功在中医临床中的具体应用举例。

2. 止泻，除烦

粳米除了可以健脾益胃外，还有止泻的作用，唐代医家孟诜在《食疗本草》中记载，粳米"主益气，止烦、泄"。下面就为大家介绍一个食疗小方——薤白粥，它出自宋代医家陈直编写的《养老奉亲书》，书里是这样写的："薤白一握（细切），粳米四合，葱白三茎。上相和作羹，下五味、椒、酱、姜，空心食，常作取效。"此处使用粳米就是取其健脾益胃和止泻的功效发挥食疗作用。这个小方可以"食治老人肠胃虚冷泻痢，水谷不分"，方中粳米四合换算成现代用量约为432g，家里的老人如果脾虚泄泻的话，可以试着用此方调理。

另外，粳米还略有除烦的作用，古代医家对这个作用多有记录，除了上文《食疗本草》中记录的外，明代医家李梴在《医学入门》中记载粳米可以"止烦渴泻痢"；清代医家吴仪洛在《本草从新》中也有粳米可以"除烦清热"的记载。

食用粳米需要注意的是"炒米虽香，性燥助火，非中寒便泻者忌之"。这句话出自清代医家王孟英的《随息居饮食谱》，我们可以从中得到两点启发：①炒后的粳米虽然更香，但它性更加温燥，不宜多吃；②虚寒泄泻的患者可以借炒粳米的温燥之力进行食疗，从而促进康复。此所谓因人制宜也。

二、玉米

甘,平,归胃、大肠经。
开胃,利尿。

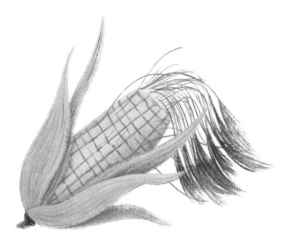

玉米,也叫玉蜀黍、苞米、苞谷、玉菱、大蜀黍、棒子、玉麦、六谷、芦黍和珍珠米等,是禾本科植物玉蜀黍的种子,成熟时采收其玉米棒,脱下种子后晒干,可煎汤、煮食或磨成细粉做饼饵。玉米于全世界热带和温带地区广泛种植,为一重要谷物。中医认为,玉米有开胃和利尿的功效,归足阳明胃经和手阳明大肠经,可以用于治疗食欲不振、小便不利等。

1. 开胃

玉米具有开胃的功效。从现代营养学角度分析,玉米中含有丰富的膳食纤维可以促进肠道的蠕动,从而起到促进消化开胃的作用。而从中医角度分析,玉米味甘,甘味入脾,脾与胃相表里,又因归胃经,故其又可作用于胃。在明代《滇南本草》中曾记载玉米有"主治调胃和中,祛湿,散火清热"的功效。李时珍所写的《本草纲目》中也有"玉蜀黍……米,气味:甘,平,无毒。主治:调中开胃。"又见《本草从新》记载:"玉蜀黍(一名玉高粱)甘平,调中开胃。"所以食欲不好的人,比如老年人、儿童、久病在床的人,平时可以适量食用玉米,以改善食欲。

2. 利尿

玉米还有利尿消肿的功效。单纯吃玉米粒并没有明显的利尿效果。此功效多体现在玉米须中。明代医家李中梓在《本草征要》中言道："玉米须，味甘、性平、无毒。利水消浮肿，熏烟治鼻渊。此物尚有平肝、止血等作用，乃废物利用、无害之良药也。"由此可见玉米须具有利尿消肿、平肝止血的作用。但需要注意的是，阴虚患者通常不能喝玉米须水，因为玉米须水可利尿、利水，喝过量的话，容易伤阴。

玉米的根、叶同样具有药用价值，在《本草纲目》中记载："玉蜀黍……根叶，主治：小便淋沥沙石，痛不可忍，煎汤频饮。"可见玉米根、叶对石淋也有一定的治疗作用。清代鲍相璈的《验方新编·淋症·石淋》中便记载过治疗石淋的一个方子，为："玉米（又名苞谷）根叶煎水，时时饮之，亦效。此症须忌食盐，方易见效，不忌则难愈也。"

说完玉米的功效，我们还是要提醒一下，变质、发霉的玉米会产生黄曲霉素等毒素，食入后易引起中毒，出现恶心、呕吐、腹泻等症状，因此不可食用。

三、芡实

主要性能 甘、涩，平。归肾、脾经。

功　效 益肾固精，补脾止泻，收涩止带。

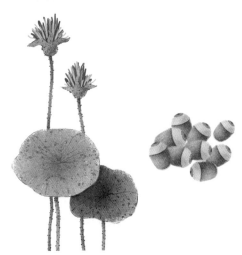

芡实为睡莲科植物芡的干燥成熟种仁，其外观酷似鸡头，故而有鸡头米、鸡头实等别称。芡实味甘性平而涩，可入肾、脾二经。《神农本草经》将芡实列入上品，称其有"益精气，强志，令耳目聪明"的功效。清代温病学家王孟英也称芡实可以"补气，益肾，固精，耐饥渴，治二便不禁，强腰膝，止崩淋带浊"。这就不难理解它为何被民间誉为"水中人参"了。

1. 益肾固精

中医认为，肾气具有固摄之功，主要表现在固摄精液、小便、经带、胎元等方面。芡实可补益肾气，有助于肾气的固摄功能，因而中医常用它来治疗肾气虚引起的精液不固、小便不固等疾病。精液不固表现为遗精、滑精。遗精指男子在睡梦中精液射出。滑精指男子夜间无梦时精液射出，或是在白天清醒状况下精液不由自主地流出。小便不固可表现为遗尿、尿频、尿失禁等症状。对于此类患者，临床中常用芡实搭配同样可以固摄肾气的金樱子一同制成药丸进行治疗，因芡实为水生，金樱子为陆生，因此，这个小方有一个非常具有诗意的名称——水陆二仙丹。

2. 健脾止泻

芡实还具有健脾止泻之功，对脾虚泄泻有一定的治疗作用。我们可将芡实与麦麸一同炒制，增强芡实的涩性，再搭配山药、莲子等食材煮粥服用，利用上述食物的特性对身体进行调节。

芡实的功效不仅在于止泻，明代医家李梴就指出了芡实可以"补中气开胃进食"。明太医龚廷贤在《种杏仙方》中记载，芡实和大米、糯米、山药相配，还可治疗脾胃虚弱不思饮食，方法是"大米一升，糯米一升，干山药四两，芡实四两，各为末，入白砂糖一斤半，和匀，入笼内蒸糕食之"。明代的一斤约为现在的600g，一斤等于十六两，糯米一升约为1080g，有需要的朋友不妨尝试一下。

3. 收涩止带

妇女白带与脾肾二脏均有关，对于脾失健运，湿浊下注或湿热下注的带下过多，不宜采用收涩的方法，而应燥湿或清热燥湿，选用白芷、黄柏等药物进行治疗；对于脾失健运、肾虚不摄的带下过多，症见量多、质地清稀、无异味者，才适合使用芡实这类具有收涩作用的中药。

需要注意的是，芡实具有较明显的收涩作用，因此大小便不利者不宜使用。另外，名医徐彦纯在《本草发挥》中记载："《衍义》乃言不益脾胃，恐是当时有食之过量而为病者，遂直书之，未之思尔。"可见即便芡实有益脾胃，但若食用过量，难以消化，则亦可伤及脾胃，此所谓过犹不及尔。

四、黑芝麻

主要性能 甘，平，归肝、肾、大肠经。

功　　效 补肝肾，益精血，润肠燥。

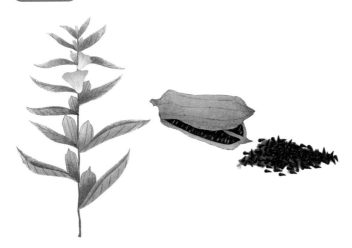

　　黑芝麻，为胡麻科植物芝麻的黑色种子，有补肝肾、益精血、润肠燥的功效，可用于头晕眼花、耳鸣耳聋、须发早白、病后脱发、肠燥便秘等病症。黑芝麻主产于山东、河南、湖北、四川、安徽、江西、河北等地，有较高的食用及药用价值。

1. 补肝肾

　　唐代食疗著作《食疗本草》中记载黑芝麻可以"填骨髓，补虚气"。清代医家吴仪洛在《本草从新》中记载黑芝麻"益肝肾，润五脏，填精髓，坚筋骨，明耳目，耐饥渴，乌须发"。温病学家王孟英在《随息居饮食谱》中记载它能够"补五内，填髓脑，长肌肉，充胃津"。可见它是一味很好的补虚保健之品。

　　中医认为五色入五脏，黑芝麻为黑色，入肾，主要有补益肾气的作用。肾气不足，人常疲劳，会出现精力减退或脱发的现象。黑芝麻可用于脱发、头发变白等的防治。

　　除此之外，肝藏血，肾藏精，肝主疏泄，肾主封藏，肝肾之间，相互滋养，精血相生，故而将肝与肾之间的关系称为肝肾同源，又称乙癸同源。肾藏精，肝得肾精滋养而维持肝脏正常功能，如果肾阴不足，则肝失滋养，可能导致肝阴不足，进而肝阳上亢出现头晕眼花、耳鸣、肢体麻木等症状。因此，可用黑芝麻补益肝肾，用于预防头晕眼花、耳鸣耳聋、须发早白等病症。

2. 益精血，润肠燥

黑芝麻不仅补肝肾的效果显著，益精血、润肠燥的功效也非常不错。在明·倪朱谟的《本草汇言》中曾写道："但多服令人肠滑，缘体质多油故也。宜蒸熟食之良。"除此之外，《景岳全书》中也提及麻仁丸可用于大便秘结、胃实能食、小便热赤者，方如下：芝麻四两（研取汁），杏仁四两（去皮、尖，研如泥），大黄五两，山栀（栀子）十两。上为末，炼蜜入麻汁和丸，桐子大，每服五十丸，食前白汤下。在明代一两约为现在的30g，白汤则为米汤。在日常生活中大家也可以适当服用香油来润肠通便、促进排便，以缓解便秘症状。

在介绍了黑芝麻的功效之后，我们也得知晓其脾弱便溏者勿服的禁忌证。清代《本草从新》记载："服之令人肠滑，精气不固者亦勿宜食。"《本草求真》也有关于此禁忌的记载："若使下元不固，而见便溏、阳痿、精滑、白带，皆所忌用。"所以脾虚便溏及下元不固的人应少用或不食用黑芝麻。

五、黑豆

主要性能 甘，平。归脾、肾经。

功　效 滋阴养肾，利水，解毒。

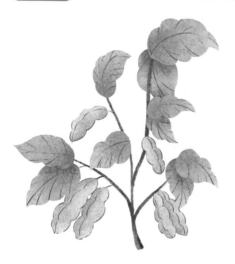
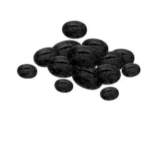

黑豆为豆科大豆属植物大豆的黑色成熟种子，有黑大豆、乌豆、冬豆子等

别称。它营养丰富，具有高蛋白、低热量的特性，可入脾、肾二经，有滋阴养肾、利水、解毒的功效。

1. 滋阴养肾

黑豆具有滋阴养肾的功效。中医认为，心属火、肾属水，心火宜降，以资肾阳温肾水（肾阴），令肾水不寒；肾水上济，以滋心阴制心阳，使心火不亢，此所谓水火既济，心肾相交。临床常见肾阴虚于下，无法上济制约心火，而使心火亢于上的状况，常见症状有心烦失眠、腰膝酸软、五心烦热等。此时正可应用黑豆滋肾阴的功效进行食疗。清代名医吴仪洛在《本草从新》中就记载，黑豆可以"补肾镇心"，并在后面补充道："肾水足则心火宁。"黑豆滋肾阴，使肾水充足，肾水充足以后自然可以上济，制约亢旺的心火，可谓是治病求本。

明代医家李时珍在《本草纲目》中提到黑豆还具有明目的作用。这是什么原理呢？中医讲肾藏精，而精是构成人体和维持人体生命活动的最基本物质，也是脏腑形体官窍功能活动的物质基础，肾精充足可使瞳神得到涵养。《素问·脉要精微论》有言："夫精明者，所以视万物，别白黑，审短长。以长为短，以白为黑，如是则精衰矣。"这句话充分说明了视觉的好坏与肾精充盈与否的密切关系。而黑豆可以益肾精，因此经常服食一些黑豆在一定程度上可以达到明目的效果。

经常食用黑豆还可以生发乌发。中医认为，发为血之余，肾其华在发：由于肾主藏精，精能生血，精血旺盛则头发茂密柔顺，故而有发之生机根于肾的说法。

2. 利水，解毒

李时珍还在《本草纲目》中记载："豆有五色，各治五脏。惟黑豆属水性寒，为肾之谷，入肾功多，故能治水消胀下气，制风热而活血解毒，所谓同气相求也。"从而可以知道黑豆可调养肾脏。

黑豆具有利水作用，但其无伤阴之弊，对于水肿患者需要使用利尿药物时尤为合适。唐代医家王焘在《外台秘要》中便记载过用黑豆治疗水肿的方法："黑大豆一斗，清水一斗，煮之令得八升，去豆，以八升薄酒投中，更微火上煎，令得八升。一服之为佳，不能者，亦可分三再服。肿当随小便去。肿除后，渴难忍，要不可饮，慎之！"翻译成现代用法是：取黑豆1720g，加入清水

2000mL煎煮，当液体还剩1600mL时捞去豆子，加入1600mL米酒，调成小火继续煎煮，等药汁煎剩1600mL时取出，最好一次喝完，如果喝不完的话也可以分成三次。服完药汁后，水肿会随小便排出增多而消退。如果水肿消退后十分口渴，一定要禁饮一段时间，以防病情反复，切记！

黑豆还具有解药毒的作用。古代医家常用黑豆缓和乌头、巴豆等药的毒性。值得一提的是，李时珍在《本草纲目》中记载："又按古方称大豆解百药毒，予每试之大不然；又加甘草，其验乃奇。如此之事，不可不知。"李时珍在实践中得出结论：如果是用黑豆解药毒的话，须与甘草一同使用才能显现出效果。这样的宝贵经验值得我们参考借鉴。

食用黑豆也有一定的禁忌。明代医家李中梓在《医宗必读》中说道："婴儿十岁以下者，炒豆与猪肉同食，壅气至死，十有八九。凡服蓖麻子忌炒豆，犯之胀死。服厚朴者亦忌之，最能动气故也。"清代医家王孟英也在《随息居饮食谱》中写道："性滞壅气，小儿不宜多食。服厚朴者忌之，服蓖麻子者，犯之必死。"可见，黑豆尤其是炒后的黑豆，吃多容易胀气，不宜与其他难以消化的食物同食，儿童及脾胃虚弱的人群尤应注意。另外，黑豆也不可与蓖麻子及厚朴等药同服，否则可能会导致严重的后果。

六、豌豆

主要性能 甘，平。归脾、胃经。

功　效 补益脾胃，通乳汁，解疮毒。

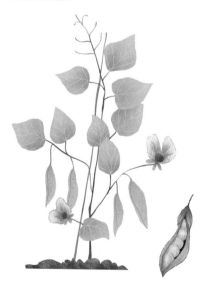

本品为豆科豌豆属植物豌豆的种子，在我国各地均有栽培，有青豆、回回豆等别称。它可直接作为主食食用，也可用作糕点、粉丝、面条等食品的原料。豌豆味甘性平，可入脾、胃经，具有补益脾胃、通乳汁、解疮毒的功效。

1. 补益脾胃，通乳汁

豌豆具有补中益气、调和脾胃的作用。明代医家李时珍在《本草纲目》中有一段论述："豌豆属土，故其所主病多系脾胃。元时饮膳，每用此豆捣去皮，同羊肉治食，云补中益气。"清代温病学家王孟英也在《随息居饮食谱》中记载："豌豆……煮食和中，生津止渴，下气，通乳消胀。"脾胃虚弱的朋友们可适当多吃些豌豆，这是十分有好处的。

豌豆能补益脾胃这点比较好理解，那它为何又能通乳汁呢？清代医家林佩琴在《类证治裁》中有言："乳汁为气血所化，源出于胃，实水谷精华也。"可见，若哺乳期的女性脾胃功能良好，它的运化之力可将饮食中的营养物质消化、吸收并充分利用，继而人体气血充盈，乳汁也就随之充盈了。反之，若是脾胃功能较差的话，无法很好地将饮食中的营养消化吸收并加以利用，那么久而久之，人体气血亏虚。妇科名家傅青主有句名言："无气则乳无以化，无血则乳无以生。"气血亏虚以后，乳源自然也就匮乏了。讲到这里，朋友们应该已经想到了，豌豆通乳汁是通过调养脾胃的功能，促进气血的化生，继而可对气血虚弱型缺乳患者起到一定的食疗作用。

2. 解疮毒，美容颜

豌豆还有解疮毒的功效，用于治疗痈肿疮毒等疾患，多外用。《本草纲目》中就有将豌豆"研末，涂痈肿痘疮"的记载；《随息居饮食谱》中也有将其"研末涂痈肿"的记录。可见如果患上痈肿疮毒等皮肤疾患的话，可以试着将豌豆研成末并涂于患处，可能会有奇效。

另据古代医书记载，豌豆还有一定的美容作用，如明代医家李中梓在《本草通玄》里就写着"豌豆补脾泽面"；《本草纲目》记载："作澡豆，去𪒟𪒟，令人面光泽。"《随息居饮食谱》中也提到了"擦面去𪒟𪒟"这一说法。𪒟𪒟相当于现在常说的黄褐斑或黧黑斑。有需要的朋友可以尝试一下。

豌豆虽好，也不是人人都适合，清代医家章穆在《调疾饮食辩》中提醒我们：豌豆"易壅气，气滞中满者勿食"，即中焦气滞、腹部胀满的人群不宜食用。

七、蚕豆

主要性能 甘、微辛，平。归脾、胃、心经。
功　效 健脾利水，解毒消肿。

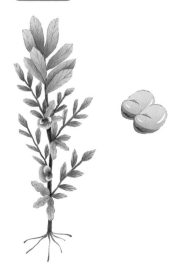

蚕豆，是豆科植物蚕豆的种子，因其豆荚状似老蚕，且多于养蚕时节成熟，故有此名。蚕豆味甘、微辛，性平，归脾、胃经，有健脾利水、解毒消肿的功效。它属于小杂粮，在生活中既可作为传统口粮，也可作为现代绿色食品和营养保健食品，具有十分重要的价值。

1. 健脾利水

蚕豆有健脾利水的功效。从中医食疗的角度上来讲，蚕豆入脾经和胃经，明代名医薛立斋在《食物本草》中记载，蚕豆："主快胃，利五脏。"因此脾胃虚弱引起的不思饮食、倦怠乏力、腹泻便溏等人群，可适当多吃一些蚕豆，以达到一定的健脾效果。而对于脾虚无力运化水液所导致的水湿内停、四肢水肿、腹水胀满的患者，适当食用蚕豆也有助于通利小便，促进脾的运化及水液的排出，从而达到消肿的作用。

虽然蚕豆有健脾的功效，但清代医家张璐在《本经逢原》中也记述蚕豆"蚕豆甘温性滞，中气虚者食之，令人腹胀"。关于这一点，古代先贤们也给我们提供了小妙招，清代温病学家王孟英在《随息居饮食谱》中记载："浸以发芽，更不壅滞。"清代医家吴仪洛也在《本草从新》中写道："发芽则全不闭涩，香甘可口。"值得我们在日常生活中借鉴与应用。

2. 解毒消肿

蚕豆不仅有健脾利水的功效，它还具有一定的解毒消肿的功效。对于一些疮痈肿毒的患者，适当食用或外用一些新鲜的蚕豆，可达到一定的解毒消肿效果。

王孟英在《鸡鸣录》中有外用蚕豆治疗天疱疮的记载，即"鲜蚕豆外壳炒黑研，麻油调敷"。我们可先将鲜蚕豆的外壳炒黑，再研成细末，最后用香油调敷于患处即可。王孟英还在《潜斋医话》中记载了用蚕豆外治秃疮的办法，即"鲜蚕豆捣如泥涂之，干即易，三五次自愈。无鲜豆，以干者水泡捣之亦可"。这两个小方简单易操作，用它进行辅助治疗可取得一定的疗效，非常具有推广价值。

需要说明的是，对蚕豆过敏的人群严禁食用。从现代医学角度分析，蚕豆过敏病是一种急性溶血性贫血疾病，临床表现有突发的发热恶寒、头晕头痛、全身乏力，并伴有严重的恶心、厌食、腰痛等症状。极少数人群（男孩较多）在食用蚕豆后可发病，轻者数日内可自愈，严重者需及时送往医院进行综合治疗。

八、赤小豆

主要性能 甘、酸，平。归心、小肠经。

功　效 利水消肿，解毒排脓。

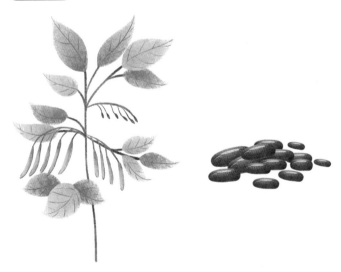

赤小豆，是豆科植物赤小豆或赤豆的干燥成熟种子，其味甘、酸，性平，归心、小肠经，有利水消肿、解毒排脓的功效。

说到赤小豆，就不得不提一下和它外观、名称极为相似的红豆了，它们之间能混用吗？怎么去区别呢？我们可以从清代名医王孟英的《随息居饮食谱》中找到答案："以紧小而赤黯色者入药，其稍大而鲜红、淡红色者，止为食用，故本草以赤小豆名之。后人以广产木本，半红半黑之相思子，亦有红豆之名，遂致误用。"

简言之，赤小豆是细长略扁的，呈赤暗色，颜色较深，味道稍重，蒸煮过后吃着依然较硬的豆子。这种豆子有很高的药用价值，可利水消肿、解毒排脓。而红豆是比较圆，颜色呈鲜红、淡红色，蒸煮之后会变软，常可用来做豆沙的豆子，这种豆子是用作食物的。另有一种豆子叫相思子，它也有红豆的别称。"红豆生南国，春来发几枝？劝君多采撷，此物最相思"。这句诗中指的就是相思子，它生于广东，植物名是鸡骨草，这种豆子看起来半边呈红色半边呈黑色，是有毒的，服用过多甚至可能中毒死亡。此三者外观、名称都很相似，其实是不可混用的，朋友们千万不要混淆。

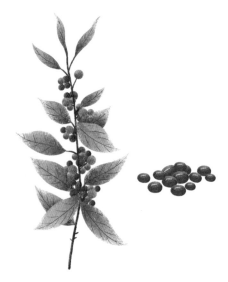

下面就来介绍一下本节的主人公赤小豆，明代太医龚廷贤在《药性歌括四百味》中很好地概括了赤小豆的作用："赤小豆平，活血排脓，又能利水，退肿有功。"

1. 利水消肿

赤小豆性善下行，能利水以消肿，临床常与猪苓、泽泻、茯苓皮等中药配伍，用于水肿胀满、脚气浮肿等症。对于水肿病而言，可以单用本品煎服，若是病情比较严重的患者，比如遍身水肿、喘息急促不得坐卧者，多可用赤小豆配伍桑白皮等药泻肺利水消肿。赤小豆不仅可以内服，还可以外用，比如在《证类本草》中就有外治水肿的记载："用赤小豆一斗，煮令极烂，取汁四五升，温渍脚膝以下。"此处的一斗约为现在的10L，一升约为现在的1000g。除此之外，赤小豆还能利湿退黄，可用于黄疸病的治疗。

赤小豆在日常生活中还广泛用于食疗药膳的制作，如唐代医家孟诜在《食疗本草》中记载，用赤小豆和鲤鱼煮烂食之，善治脚气及大腹水肿。可见这个小方在当时取得了良好的治疗效果。此方现代常可用作肾炎水肿、肝硬化腹水及营养不良性水肿等患者的食疗，有不错的疗效。

在食用赤小豆时需要注意，由于本品性渗利而善逐津液，久用恐有伤津之弊，因此阴虚津伤者应慎服。

2. 解毒排脓

《神农本草经》记载赤小豆"主下水，排痈肿脓血"，可见赤小豆具有解毒排脓的功效，常与赤芍、连翘等中药同用，用于治疗热毒痈疮、痄腮、乳痈、丹毒、烂疮等疾病。赤小豆也可以外用，治疗痈肿未溃。可取赤小豆末，用鸡蛋清、蜂蜜或醋等调敷患处，干则换药。若配以苎麻根末，可以加强清热解毒作用，并且可以避免质黏难揭的弊端。

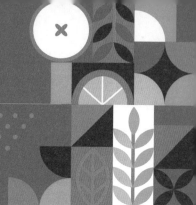

第四章
蔬菜

第一节　温热类蔬菜

一、韭菜

主要性能　辛、温。入肝、肾、胃经。

功　　效　温中行气，活血散瘀，补肾益阳。

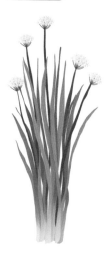

　　韭菜身为餐桌上的家常菜，其曝光率高。无论是它与鸡蛋炒制相得益彰的香味，还是它与炭火和孜然间相碰撞后留在口唇上的甘甜，韭菜的气与味都给我们留下了深刻的印象。但是，就算是我们日常所熟知的韭菜，其实也有它鲜为人知的一面。

　　韭菜在中国有着悠久的栽培史，在先秦著作《诗经》中提到："二之日凿冰冲冲，三之日纳于凌阴。四之日其蚤，献羔祭韭。九月肃霜，十月涤场。朋酒斯飨，曰杀羔羊。跻彼公堂，称彼兕觥，万寿无疆。"说明早在先秦时期我们就已发现了韭菜，而且当时人们已经将其用于祭祖，所以韭菜在中国的历史少说也有两千多年了。但是韭菜能够给人们留下深刻的印象不仅仅是因为它有着悠久的历史，更是因为它方便种植且产量高。种植韭菜只需要在耕地上撒上种子，一段时间之后就可以收割，留茬三到四公分，割了以后等其再次生长又可收割，以此反复，故韭菜又称为懒人菜。杜甫在《赠卫八处士》中言："夜雨剪春韭，新炊间黄粱。"其中说的就是割韭菜做饭这件事了。

俗话说"正月葱，二月韭"。二月份的韭菜经历了一个严冬的"养精蓄锐"，根和茎贮存了大量养分；同时春季万物生发，正是应于人体内阳气生发，顺时护养，使之不断充沛，逐渐旺盛起来的最佳时间。中医认为，韭菜性温，味辛，正好温中行气。因此，二月份生长的韭菜是更适合人体健康的，尤其是血压低、贫血以及手脚冰冷的人食用，能够促进血液循环，加速血流，增强自身产热功能。

1. 温中行气

宋代药学家唐慎微在《证类本草》中引《陈藏器本草》写道："韭，温中下气，补虚，调和脏腑，令人能食，益阳，止泄白脓、腹冷痛，并煮食之。"其中提到韭菜能够温中行气，调和脏腑功能，增强脾的运化能力，对于寒凝气滞造成消化不良的这类人群具有一定的效果；同时其温暖脾胃，增补阳气，这对于腹中冷痛以及便溏腹泻者同样有良好的效果。此外，明代医学家兰茂的药学专著《滇南本草》也提到："熟吃滑润肠胃中积。"同样表明了韭菜行气而导积滞以助消化的功能。而且根据现代医学研究表明，韭菜除含有较多的纤维素，还含有挥发油及含硫化合物，能够增强肠道蠕动，提高食欲。这正证明了古人对韭菜功用探知之深。

在金元四大家之一朱丹溪的《丹溪心法》中就记载有用韭菜治病的方子，如"治翻胃，韭菜汁（二两），牛乳（一盏），上用生姜汁半两，和匀温服，效"。也就是将60g韭菜汁、一杯牛乳、15g生姜汁和匀，蒸煮至温热后服下，可立见其效。文中所提病证翻胃，在原文中给予了解释——"翻胃即膈噎，膈噎乃翻胃之渐"，这句话大致是说：翻胃和膈噎是同一种病，二者只是程度不同，膈噎是翻胃的初期阶段，膈噎病情加重即可发展成翻胃。这里的膈噎现代通常称为噎膈，是指由于食管干涩或食管狭窄而导致的以吞咽食物哽噎不顺，甚则食入即吐，无法下咽入胃为主要表现的一种病证。此处的"渐"有初起之意，指事物的开端，与防微杜渐的"渐"意思相同。这同时也提示我们，生活中若遇到小疾小患，应当及时干预，以免发展成重病或缠绵难愈的慢性疾病，做到防微杜渐。

2. 活血散瘀，补肾益阳

韭菜味辛，辛味能行能散，能够帮助体内的气血运行，故具有行气活血之效。明代张三锡的《本草选》中写道："韭叶热，根温，功用相同，生则辛而散血，熟则甘而补中。"说明生韭菜能够行气，气行则能推动血行，以此达到活血之效。另外，明代医家缪希雍的《神农本草经疏》中记载："生则辛而行血，熟则甘而补中、益肝、散滞、导瘀，是其性也。以其微酸，故入肝而主血分，辛温能散结，凡血之凝滞者，皆能行之，是血中行气药也。心主血，专理血分，故曰归心，五脏之结滞去，则气血条畅而自安矣。胃中热，乃胃中有瘀滞而发热也，瘀血行，热自除矣。病人之气抑郁者多，凡人气血，惟利通和，韭性行而能补，故可久食。"说明缪希雍除了和张三锡有同样的认知外，还认为因其行气活血之效能够散瘀导滞，对于瘀血凝滞者都可将其散之，使其气血调畅。对于情绪抑郁者所致的气滞也同样有效。《丹溪心法》中也提到了韭菜活血化瘀之效果，如跌扑损伤"在上者，宜饮韭汁，或和粥吃"。

此外，众所周知韭菜具有补肾益阳的作用，部分肾阳虚衰的男性食用后，其性功能可得到一定程度的改善。《滇南本草》中也提及："韭菜……补虚益阳，补肾兴阳，泄精。"但是想要达到壮阳的效果关键在于它的籽，韭籽味辛、甘、性温；有温补肝肾、壮阳固精的功用，对治疗阳痿遗精、腰膝酸痛、遗尿尿频、白浊带下等病症有一定的疗效。另外，从现代营养学角度来说，韭菜当中含有的挥发油及含硫化合物能够降低血脂，保持血流通畅，对养生保健十分有益。

二、南瓜

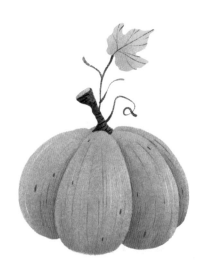

主要性能 甘，温。归脾、胃经。

功　效 补中益气，消肿止痛。

南瓜为葫芦科植物南瓜的果实，在我国非常常见。南瓜味甘性温，可入脾、胃两经，具有补中益气、消炎止痛的功效。李时珍笔下的《本草纲目》详细描述了南瓜为："其子如冬瓜子。其肉厚色黄，不可生食，惟去皮瓤瀹食，味如山药。同猪肉煮食更良，亦可蜜煎。"

李时珍在《本草纲目》中只用一词就将南瓜的主要功效概括而出，即"补中益气"。南瓜作为一种软糯黏滑的菜品，能增强脾胃的运化功能，也能有效控制血糖和胆固醇的升高，被誉为"降糖降脂佳品"。那么这么一个甜品般的菜品，我们如何用于养生呢？希望本节文章能为各位提供一些启发。

1. 补中益气

在食疗养生方面，也主要提及南瓜有补中益气的能力，作为南瓜的主要功效之一，古代各大医家常用南瓜进行辅助治疗。因南瓜性温味甘，本就与脾胃之性相符合，又刚好归脾、胃两经，使得南瓜补益脾胃的功能较其他菜品来说也算是非常强悍的了，其补中益气的功效对中气不足的患者极有益处。可能就会有读者问："在中医眼中人体内蕴含着许多种'气'，例如元气、精气等，那么中气又是什么呢？它的主要作用又是什么？"其实，中气泛指中焦脾胃之气，有调养脾胃、升清等功能，可让我们的脏器得以保持在原来的位置，不随体位的改变而发生变化。如果人体内留存的中气不足，可能会引起脱肛、滑胎、子宫脱垂等症状。王孟英在《随息居饮食谱》中记载一方，为："胎气不固，南瓜蒂煅存性，研，糯米汤下。"煅烧南瓜蒂至外焦黑里焦黄，研磨成末，用糯米汤调服下，可在医师指导下辅助治疗，但若是患者出现这种情况时还请各位读者及时就医。若是患有习惯性流产、精神萎靡者，可以食用适量南瓜进行辅助治疗，可以帮助提升阳气，早日康复。一些中气不足的人群也可以尝试一下。

2. 消肿止痛

南瓜之甘甜还对止痛有很好的效果。中医常说："味甘则缓急止痛。"中医在配伍过程中也常用味甘之品来缓和药性，比如方剂中常见的甘草、饴糖等，都有很好的缓解疼痛的效果。王孟英在《随息居饮食谱》中记载："火药伤人，生南瓜捣敷，并治汤火伤。"此法即是外用南瓜，利用其消肿止痛的功效，可见中医对药材的用法是多种多样的。王孟英还在《随息居饮食谱》中形容南瓜："蒸食味同番薯，既可代粮救荒，亦可和粉作饼饵。"也描述了南瓜的多用性。

需要注意的是，南瓜虽然用处繁多，但是也有禁忌。南瓜性温，所以平常有热性病的患者不建议食用，且南瓜性黏滞，所以气滞湿阻的患者也禁止食用。且南瓜不宜长期大量食用，李时珍在《本草纲目》中介绍南瓜时也注明了南瓜的禁忌："多食发脚气、黄疸。不可同羊肉食，令人气壅。"不可不知。

三、刀豆

主要性能 甘，温。归胃、肾经。
功　　效 温中止呃，温肾助阳。

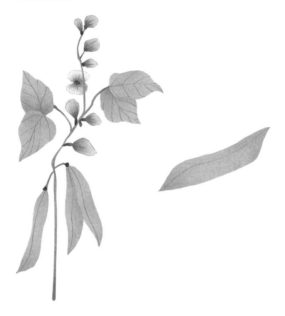

刀豆，豆科植物刀豆属刀豆的种子，其干燥成熟种子、壳及根均可入药。因本品豆荚的形状像刀，所以取名刀豆；而《酉阳杂俎》云："乐浪有挟剑豆，荚生横斜，如人挟剑，即此豆也。"以其荚形似人挟剑，故命名为挟剑豆。李时珍载之："刀豆人多种之。三月下种，蔓生引一二丈，叶如豇豆叶而稍长大，五六七月开紫花如蛾形。结荚，长者近尺，微似皂荚，扁而剑脊，三棱宛然。嫩时煮食、酱食、蜜煎皆佳。老则收子，子大如拇指头，淡红色。同猪肉、鸡肉煮食，尤美。"我们炖猪肉、鸡肉习惯于放土豆、白菜等常用食材，现在不妨加入刀豆食之，别有一番滋味。

刀豆味甘，性温，中医上将其归入胃经与肾经，它能温中止呃，温肾助阳。一般人群均可食用，尤适用于虚寒呃逆、呕吐、肾虚腰痛等症患者食用。接下来让我们具体了解一下吧。

1. 温中止呃

明代医家李时珍在《本草纲目》中记载："病后呃逆，连壳烧服。"说的就是刀豆拥有下气、降逆、止呃的功效，刀豆带壳，用明火烧之，可治疗病后体虚造成的呃逆。《本草纲目》中还记载一相关病例，为"又有人病后呃逆不止，声闻邻家。或令取刀豆子烧存性，白汤调服二钱即止。此亦取其下气归元，而逆自止也"。意思也就是有人生病后一直呃逆停不下来，声音之大都传到邻居家了。取刀豆子烧至外焦黑里焦黄，用米汤调服6g，呃逆就停下来了。这个方子很好地体现了刀豆温中下气、止呃的功效，也带有益肾补元之功。

2. 温肾助阳

清代徐大椿在《药性切用》中也写道："刀豆，性味甘温，温中止呃，胜于柿蒂，有益肾之功。"其温中止呃的功用强于成熟柿子的果蒂。刀豆不仅能温中止呃，也有益肾补元之功。《本草纲目》中有文"其暖而补元阳也"，简单、清晰地讲明了刀豆性温能够温补肾阳。清代周学海著《伤寒补例》中用狗脊、独活、刀豆以温腰脊，足可见其温阳之性。但也因此，胃热盛者应禁止服用。

最后给大家介绍一用刀豆治疗鼻渊的方子，清代年希尧撰写的《集验良方》中有文记载："治鼻渊，用老刀豆文火焙干，为末。酒服三钱，重者不过三服即愈。"此方为取陈老刀豆，用文火慢慢烤干，然后磨成粉末，用酒送服9g即可。此方应是针对脾胃虚弱或有寒象所导致的鼻渊，日常受此类鼻渊困扰的朋友不妨记下来，咨询医师后可尝试使用。

刀豆不仅具有温中下气、止呕逆、益肾补元的功效，而且对虚寒呃逆、呕吐、肾虚腰痛等病症有一定疗效。现代医学研究还表明，刀豆中含有刀豆素，刀豆素具有广谱抗病毒作用，对细菌性疾病也有治疗作用，抑制肿瘤细胞运动，对调节机体免疫反应具有重要作用，有助于提高人体的免疫力。

四、藿香

主要性能　辛，微温。归脾、胃、肺经。
功　　效　芳香化湿，和中止呕，发散风寒。

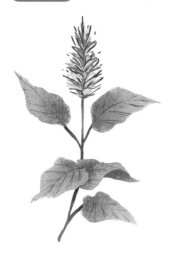

一提起藿香，想必大家都不陌生。关于它的名称由来，明代医家李时珍在《本草纲目》中阐释道："豆叶曰藿，其叶似之，故名。"藿是指豆类的叶，这种植物的叶片与豆类很像，且它具有独特的香气，所以就被人们称作藿香。作为餐桌上的常客之一，藿香炒鸡蛋、藿香饼、藿香鲫鱼等菜品绝对称得上是舌尖上的美味；而作为中药，它味辛性微温，归脾、胃、肺经，具有芳香化湿、和中止呕、发散风寒的作用。下面我们就来详细了解一下吧。

1. 芳香化湿

藿香具有芳香化湿的功效，因其性微温，故多用于治疗寒湿证。而且藿香还具有一个特点，它的药性并不温燥，用其化湿不容易耗伤人体的津液。因为藿香的作用十分温和，所以它虽性微温，但也经常与其他寒凉药搭配使用，用于治疗湿热证。

笔者认为名医张山雷在《本草正义》中对藿香的评价再恰当不过了，摘录下来供大家参考："藿香芳香而不嫌其猛烈，温煦而不偏于燥烈，能祛除阴霾湿邪，而助脾胃正气，为湿困脾阳，倦怠无力，饮食不甘，舌苔浊垢者最捷之药。"

2. 和中止呕

宋代本草著作《图经本草》中称藿香是"治脾胃吐逆，为最要之药"。清代医家吴仪洛在《本草从新》中记载藿香可"快气和中，开胃止呕，去恶气，进饮食"。从二位医家的描述可见，藿香具有很好的和中止呕的作用。藿香可用于多种类型的呕吐，考虑到藿香又可化湿，故而用其治疗湿证呕吐最为适宜。对于轻证的患者，单用藿香泡水饮用就可在一定程度上缓解不适症状。

3. 发散风寒

藿香辛温芳香，具有发散风寒的作用，因其又可化湿祛浊，故常综合利用其解表与化湿的作用，用于治疗外感风寒且内伤湿浊。比如夏天人们多贪食生冷，易导致脾胃有湿，此时若是在乘凉时或是空调屋内感受了寒邪，就容易患上暑湿感冒，所以夏天时常泡点藿香水喝来预防暑湿感冒，尤其是对于体内有湿的人群更有必要。

藿香还可广泛用于治疗鼻炎，清代名医王旭高在《外科证治秘要》中有载："鼻流浊涕，或黄或白，或带血如脓状，久而不愈，即名脑漏……初起有火者效：藿香末不拘多少，猪胆汁，丸，每服三钱。"这个方子是将藿香末与猪胆汁一同制成药丸，每次服下三钱，此处的三钱约为现代用量9g。现在这个方子被制作成了中成药藿胆丸，可芳香化浊、清热通窍，用于治疗湿浊内蕴、胆经郁火所致的鼻塞流涕、前额头痛。有需要的话直接去药店就能买到，十分方便。

最后提醒一下大家，《本草从新》中有言："阴虚火旺及胃热、胃虚作呕者，戒用。"这点需要大家加以注意，以免对人体造成不利的影响。

五、荆芥

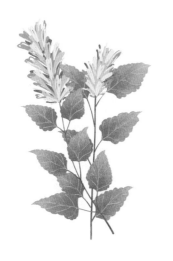
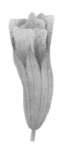

主要性能 辛，微温。归肺、肝经。

功　　效 祛风解表，止痒透疹，理血消疮，炒炭止血。

荆芥，又名姜芥、假苏，为唇形科一年生草本植物荆芥的地上部分。明代医家李时珍在《本草纲目》假苏的释名一栏中说道："曰苏、曰姜、曰芥，皆因气味辛香，如苏、如姜、如芥也。"可见此物是因其独特的辛香气味而得名的。荆芥味辛性微温，归肺、肝经，具有祛风解表、止痒透疹、理血消疮、炒炭止血的功效。李时珍称其"风病、血病、疮病为要药"，而且荆芥味道鲜美，带有一种独特的香气，常被人们用作凉菜食用。这么好的药食两用的荆芥，我们当然要详细了解一下它的应用了！

1. 祛风解表，止痒透疹

荆芥具有祛风解表的作用，因其性微温，故多用于治疗风寒感冒。由于荆芥在人体的作用部位表浅，故而感冒后恶风明显的患者用后效果尤佳。恶风是中医术语，是指患者遇到风吹就感觉寒冷，避开风后可以缓解的状况。

由于荆芥的温性不强，温而不燥，所以它的适用性较广。对于感冒寒热难辨的情况可以选用；对于风热感冒的患者，也可以配伍辛凉解表等寒凉性的药物使用，如治疗风热感冒的名方银翘散中就选用了荆芥，取其微温之性，既不至于助长风热邪气，又能帮助整个方子祛风解表，促进邪气的排出与患者的康复。

荆芥除了有祛风的作用外，也可用以止痒，多用于风邪侵袭肌表造成的瘙痒性皮肤病，临床常与防风、蝉蜕等药配伍。另外，荆芥的轻扬之性还有助于透疹，当遇到表邪外束，麻疹初期，疹出不畅的状况时，临床常将其与薄荷、紫草等药同用。

2. 理血消疮，炒炭止血

荆芥还具有理血消疮的作用，可用于治疗疔疮肿痛等疾病，外用或内服均可起到一定的治疗效果。唐代医家孟诜在《食疗本草》中记载："患丁肿，荆芥一把，水五升，煮取二升，冷，分二服。"此处的一升约为现代200mL。我们如果患上疔疮肿痛的话，可以取荆芥一把，加水1000mL煎煮，煮到还剩400mL时取汁放冷，分两次服下。此书中还说，若是不幸患了风毒疮肿，可以将荆芥"杵为末，醋和封风毒肿上"。翻译成现代语言就是说：可以将荆芥捣杵为末，用醋调和，封盖于风毒疮肿之上即可。

荆芥炒炭后还具有止血的效果。《得配本草》中就提到了荆芥止血需炒炭后用，并介绍了多种搭配方法："配槐花炭，治大便下血。配缩砂末，糯米饮下，治小便尿血。佐桃仁，治产后血晕，若喘，加杏仁、炙甘草。调陈皮汤，治口鼻出血如涌泉，因酒色太过者。血晕用穗。"炒炭是中药的炮制方法之一，是指用武火将药物炒至表面焦黑，部分炭化，内部焦黄为度，但仍保留药材固有的气味。炒炭也称炒炭存性，这种方法可以缓和药物的烈性及副作用，或增强其收敛止血、止泻的作用，此处介绍的荆芥炭就通过炒炭增强了收涩之性，长于止血，可广泛用于多种出血类疾患，如吐血、衄血、便血等，若是治疗妇女产后血晕，则常选用荆芥穗炭。

最后需要提醒大家的是，清代医家吴仪洛在《本草从新》中记载："反鱼、蟹、河豚、驴肉。"因此为了安全起见，请勿将荆芥与以上食物同食。

六、香菜

主要性能　辛，温。归肺、胃经。
功　效　发表透疹，开胃消食。

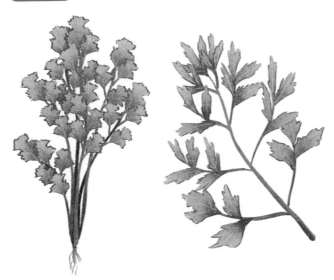

香菜原名胡荽，为伞形科植物芫荽的全草，原产地中海沿岸。因其茎叶中含有一种特殊的芳香味，所以民间俗称香菜。根白色，主根较粗大，侧根发生不规则。根生叶长5～40cm不等，叶片一或三回羽状全裂，裂片卵形，有缺刻或深裂。茎生叶柄渐短，叶片三至多回羽状分裂，裂片狭线形，全缘。

在我国香菜有着悠久的种植史和食用史。早在汉代就由张骞出使西域引入，现今中国南北都有栽培，全年都可种植，但以秋冬的品质较好。因其性喜冷凉，能耐-12℃的低温，但也能耐热。生长适合温度为17～20℃。长日照能促进生长。在短日照条件下，须经月平均气温13～14℃的较低温度，才能抽薹开花。故在日照较短、天气凉爽的秋季和温度低的冬季栽培时，茎、叶的产量高，品质也好。

1. 发表透疹

本品辛温香散，能发散风寒、透疹外达，用于治风寒束表，疹发不畅，或疹出而又复隐者。明代药学家李时珍的《本草纲目》提到："胡荽辛温香窜，内通心脾，外达四肢，能辟一切不正之气。故痘疮出不爽快者，能发之。"通过其辛温之气，从里到外行散辟除一切不正之气，起到透疹之效。宋代儿科著作《小儿卫生总微论方》中提出："以胡荽汁敷之。"即用胡荽来治疗赤丹。赤丹多因热毒风邪搏于气血所致。症见局部皮色红，初发疹起，大者如钱，小者如麻豆，肉上粟状如鸡冠肌理，由火毒之重者，故使赤深而得名。而香菜性辛能行散透疹，将体内热毒发散出去，故可治疗。此外，其可单用煎汤局部熏洗，或与荆芥、薄荷等解表透疹药同用。香菜亦可用于风寒感冒，恶寒发热者，因其发汗解表之力较弱，但临床少用。

2. 开胃消食

中医认为，香菜辛温香窜，内通心脾，外达四肢，辟一切不正之气，为温中健胃养生之品。日常食之，有消食下气、醒脾调中、壮阳助兴等功效，适用于寒性体质、胃弱体质以及肠腑壅滞者食用，对于胃脘冷痛、消化不良等症状具有一定的效果。在清代药学著作《药性分类》中提到："能消谷，止头痛，通小腹气，利大小肠。"以及元代植物学专著《日用本草》中提到："主消谷，治五脏，补不足，利大小肠气。"从中可得知两者都肯定了香菜的开胃消食功能，所以在日常做饭中可以少量放入，除了可以开胃提香外，还能够帮助我们健脾消食，更好地养生。

另外，香菜作为调料，在古代也是有迹可循。元代医家忽思慧的《饮膳正要》中提到："秃秃麻食，系手撇面。补中益气。白面六斤作秃秃麻食，羊肉一脚子，炒焦肉乞马。上件，用好肉汤下，炒葱，调和匀，下蒜酪、香菜末。"也即为取六斤面粉作为麻食的原材料，取大块羊肉切丁炒至焦黄，做好肉汤再加入调料，麻食就完成了。因白面健脾，羊肉辛温，具有温中益气、补血之效，再加之葱的通阳和香菜的行散，使其具有补中益气之效。

　　香菜虽好但却不能多吃。因为香菜味辛能散，多食或久食，会耗气、损精神。因此，体质虚弱或经常感冒者应该少吃或不吃香菜。另外，产后、病后初愈的患者常常存在一定程度的气虚，因此也应不吃香菜。

七、洋葱

主要性能　辛、甘，温。归肝经。
功　　效　健胃理气，解毒杀虫。

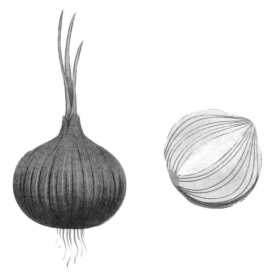

　　洋葱为石蒜科葱属多年生草本植物洋葱的鳞茎。它味辛、甘，性温，可入肝经。它不仅是餐桌上的一道美味，也是食疗佳品，具有健胃理气、解毒杀虫的功效。

1. 健胃理气

　　中医医家认为，肝脏具有调达体内气机、管控气机升降的作用。洋葱可入肝经，有少量的走窜之力，可健胃理气、降气消食，故可以治疗部分因食积气滞所致的便秘，以及气机停滞引发的水饮为患、生痰和肿胀等。

　　另外，因洋葱性温，正与胃阳相应，可助燃胃之阳气，以达到加强食欲，增强消化功能的作用。且洋葱性较为温和，无毒，可直接食用，也可在炒菜时放入。它无须配伍，单用即可达到较好的食疗效果。但要注意洋葱不宜久炒，应在炒菜最后放入。

2. 解毒杀虫

洋葱还兼有解毒杀虫的作用。因洋葱归肝经，而肝经的循行经过生殖器官，故洋葱亦可治疗部分生殖器官瘙痒等症状。例如，清代中药专著《本草易读》中就记载："椒目……囊痒，同葱头煎洗之。"王绪前在《中医食疗》中也记载：现代治疗女性滴虫性阴道炎时，常可使用鲜洋葱、鲜芹菜各等份，捣烂取汁，加醋适量，临睡前用带线的棉球蘸取少量药汁塞进阴道，第二天早上取出，连续使用一周即可见效。

肝为将军之官，若肝亢则易动风，症见皮肤瘙痒难忍。肝开窍于目，若肝亢则可见目赤肿痛。故而皮肤瘙痒、眼疾、胃疾的患者不宜食用，食用则可能加重病情。肝属木，木与土为相克的关系。木克土，而脾属土，所以脾胃虚弱者不宜多吃，否则肝气过盛会使木气克土太过，使脾胃更虚，最终可能加重脾虚患者的病情。

需要注意的是，洋葱略有温通经脉的功效，其走窜之力虽小但也不可言无，因此孕妇应该少吃或者不吃，慎防流产。

现代研究表明，洋葱可以降低血管脆性，稳定血压，对血管具有一定的保护作用。同时洋葱还对高脂饮食导致的血液胆固醇升高有一定作用，因此，它也是高血脂、高血压人群日常食疗的佳品，不可不知。

八、大葱

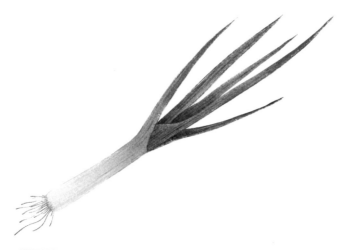

主要性能　葱白：辛，温；归肺、胃经。葱叶：辛，温；归肺经。葱须：辛，平；归肺经。

功 效 葱白：发表，通阳，解毒。葱叶：祛风发汗，解毒消肿。葱须：祛风散寒，解毒，散瘀。

谈起大葱，大家最先想到的地方应该就是山东了。一是山东人对葱情有独钟，如爱吃煎饼卷大葱、大葱蘸酱。二是鲁菜身为八大菜系之首，最常用的佐料之一就是葱了。葱姜蒜炝锅是鲁菜标志性的烹饪方式之一；三是山东章丘的大葱，其高确实令人惊叹，似玉米、高粱一般。

葱在我国有很长时间的食用历史。《黄帝内经》中记载"肾色黑，宜食辛，黄黍、鸡肉、桃、葱皆辛"。另外，根据《难经·六十九难》中所论补泻原则，即"虚者补其母，实者泻其子"。辛入肺脏，肺属金，肾属水，根据五行相生理论，金生水，故而吃味辛的食物对肾脏有好处，可食用黄黍、鸡肉、桃、葱之类来补肾。而五行相生相克，金克木，因此肝病患者应慎服。《黄帝内经》中就明确写明五禁："肝病禁辛，心病禁咸，脾病禁酸，肾病禁甘，肺病禁苦。"

葱为百合科植物，全身皆可入药。《医林纂要》中就有介绍葱："全用则行通身，根与葱白行肌肤，青与尖专行达肌表，上头目。又生用则外行，泡汤则表散，熟之则守中。"下面我们来依次了解葱的各个部位。

1. 葱白

我们首先介绍葱白，也就是葱的鳞茎，白色部分。《本草纲目》记载："葱，所治之症，多属太阴、阳明，皆取其发散通气之功。"可见葱白归肺、胃经。《神农本草经》中记载："味辛，温。主明目补中不足，其茎可作汤，主伤寒寒热，出汗，中风面目肿。"由此可知葱白性温味辛，具有发汗解表的作用。《济生秘览》一书中便有借助葱白发汗解表之力来治疗风寒感冒头痛、发热，方子为：取葱白带根二十根，与适量粳米一同放入锅中煮粥，加入少许醋，趁热食用，待汗出即可。

笔者有一治疗风寒感冒初期，鼻塞、流涕等症状较轻，尚未出现恶寒发热状况时的经验方：取葱白25g，生姜25g，捣烂，加入食盐5g，搅拌均匀，再用纱布裹住，擦拭前胸、后背、手心、脚心、腘窝、肘窝，擦拭两遍即可。之后让患者卧床休息，注意避风，半小时到一小时后，随着汗出，症状可得到缓解，大多患者次日可完全恢复。

再就是葱白还有通阳之功效。《黄帝内经》中有言："肾苦燥，急食辛以润之，开腠理，致津液，通气也。"而葱白性温味辛，辛属阳，能行能散，可起到开腠埋、通气机的作用，从而使得津液输布畅达，肾得以润之。《备急千金要方》中就记载了一个借葱白通阳之力的方子，以此来治疗虚劳烦闷、难以入睡。方为：取大枣二十枚，葱白七茎，加入600mL水，煮成200mL，去掉渣滓，一次性喝完。

葱白因其辛温，有发表之力，故而表虚多汗的人忌服，汗已出的话就不要连续服用了。再就是《本草纲目》中记载，服用地黄、常山者，不要吃葱，以免破坏其药性。

2. 葱叶、葱实、葱须

介绍完葱白，我们再来简单地了解一下葱的其他部分——葱叶、葱实、葱须的性能、功效吧。

葱叶性温，味辛，有祛风发汗、解毒消肿的功能。《食疗本草》中有载，治疗疮疡感染风邪，引起肿痛、大便秘结，可用葱叶、干姜、黄柏三味药共同煎汤，浸泡清洗患处。又见韦宙《韦氏集验独行方》中，治疗水病两足肿："葱茎叶煮汤渍之，日三五次，妙。"葱实也是味辛，性温。在中药中，像籽实之类的普遍入肾，它具有温肾、明目的作用，有助于治疗阳痿、目眩。而葱须味辛，性平，归肺经，有祛风散寒、解毒、散瘀功效。另外，在《食疗本草》中记载：葱白及须可以治疗伤寒头痛；葱和豆豉泡酒还可以解烦热，补虚劳。

葱白、葱叶、葱须三者功效相近但各有不同，张寿颐的一段话准确地简述了三者的偏向性："鲜葱白，轻用二三枚，重至五枚，以柔细者为佳，吾吴谓之绵葱。其粗壮者则曰胡葱，气浊力薄，不如柔细之佳。去青用白，取其轻清；或连须用，欲其兼通百脉；若单用青葱茎，则以疏通肝络之郁室，与葱白专主发散不同。"通过此篇的介绍，相信大家对身边常见的葱会有更深的了解。

九、生姜

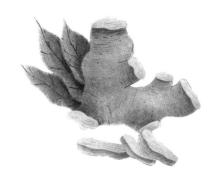

主要性能	辛，微温。归肺、脾、胃经。
功　　效	解表散寒，化痰止咳，温中止呕，解鱼蟹毒。

生姜为姜科多年生草本植物姜的新鲜根茎，作为一味典型的药食同源的中药，它味辛性微温，可入肺、脾、胃三经，具有解表散寒、化痰止咳、温中止呕、解鱼蟹毒的功效，可以治疗风寒感冒、脾胃寒证、胃寒呕吐、肺寒咳嗽等病证。从上面的病证共同出现的"寒"字可知，生姜具有祛寒温暖的能力，其性微温，符合中医"寒者热之"的治病理念。在我们的餐桌上，生姜也是一味除腥解腻的良菜。

1. 解表散寒，化痰止咳

正常情况来说，邪气侵袭人体的顺序由表入里，由浅至深。就如同古代战争攻打一个城市需要逐一攻破每一个关口才能完成侵略一般，我们人体的免疫力就如同关口的城墙与士兵，在体表与入侵的邪气斗争。这里的免疫力在中医里称为正气，当正气不足时，邪气就会趁机进入体内而诱发我们患病。当我们体表的关口被寒邪攻击时，我们就会得风寒感冒，人会变得很不舒服，此时一杯温暖的生姜水就能为我们增强正气，抵御邪气。给大家推荐明代医家倪朱谟在《本草汇言》中记载治疗风寒感冒的方子："用生姜五片，紫苏叶一两，水煎服。"明代一两约为现代37.5g。生姜与紫苏都具有发散风寒的效果，仅此两味药用水煎后趁热服用即可治疗风寒初期的头痛、恶寒、发热等症状。由此可见一些简单的方法可治疗一些简单病症。不过此法只适合风寒感冒初期的患者，而风热感冒以及感受暑邪的患者不能使用，否则生姜助火伤阴化燥，可使病情加重，反而得不偿失。《本草汇言》还记载治冷痰嗽："生姜二两，饴糖一两。水三碗，煎至半碗，温和徐徐饮。"仅用生姜和饴糖就可达到温肺止咳的目的。此方方便快捷，有兴趣的读者可以尝试一下。

2. 温中止呕，解毒

生姜可以温中止呕。药王孙思邈在《备急千金要方》中说道："凡呕者多食生姜，此是呕家圣药。"对一些脾胃虚寒、温温欲吐的患者，我们可以使用唐代医家孟诜在《食疗本草》中记载的方子治疗："胃气虚，风热，不能食：姜汁半鸡子壳，生地黄汁少许，蜜一匙头，和水三合，顿服立瘥。"翻译成现代语言为：脾胃虚弱且外感风热、不思饮食的患者，可以用半个鸡蛋壳那么多的生姜汁，少量生地黄汁，一汤匙蜂蜜，用适量热水冲服，一次服完，很快可以得到痊愈。当然，食疗多数只能治疗一些简单的疾病。若是患者病情严重，建议及时就医，以避免耽误病情。

生姜作为饭桌上重要的香辛料之一，还具有一定的解毒作用。明代医家李梴在《医学入门》中记载，生姜可以"杀半夏、厚朴、莨菪毒"。清代医家吴仪洛在《本草从新》中也有"杀半夏、南星、菌蕈、野禽毒"的描述。说明了生姜还具有一定的解毒能力，可降低一些有毒中药的毒性。实际上，生姜不仅可以解药毒，还可以解鱼蟹毒。在我们日常生活中，做鱼肉等海鲜类菜品时一般都会放入少量生姜去腥，其实也顺便利用其解鱼蟹毒的作用保护我们的肠胃。

中医易水学派的创始人张元素在《医学启源》中记载："生姜，性温，味辛甘，气味俱厚，清浮而生升，阳也。其用有四：制厚朴、半夏毒一也，发散风邪二也，温中祛湿三也，作益胃脾药之佐四也。"生姜虽好，但是也要分人群食用，本品适合中焦脾胃有寒的人群食用；由于生姜性微温，会助火伤阴，所以患有热病以及阴虚内热证者不宜食用。

十、大蒜

主要性能　辛，温。归脾、胃、肺经。
功　　效　温中散寒，解毒消肿。

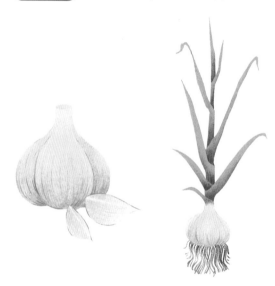

本品为百合科植物大蒜，是我们生活中最常用的调味品之一。民间有言：

"吃面不配蒜，香味少一半。"可见配着大蒜吃面这一习惯在部分地区已经深入人心。明代医家李时珍在《本草纲目·卷二十六·葫》中将大蒜以"葫"为正名收载，并介绍道："张骞使西域，始得大蒜、胡荽，则小蒜乃中土旧有，而大蒜出胡地，故有胡名。"从中可知，葫，也就是大蒜，是从西域传入我国的。另有一种与大蒜相似的小蒜，是原产于我国的。经现代学者考证，这个小蒜指的是百合科植物小根蒜，朋友们读古籍时看到小蒜的话，不应将它看作个头较小的大蒜，因为这两者并非同一品种。大蒜味辛性温，归脾、胃、肺经，具有温中散寒、解毒消肿的功效，下面我们一起了解大蒜的具体应用。

1. 温中散寒

大蒜辛温，可以温中散寒，多用于中焦脾胃受寒引起的腹部冷痛、腹胀不舒等情况。清代医家王翃在《万全备急续方》中记载了一个大蒜的妙用："中暑有属乘凉饮冷而得，心腹绞痛，阳外而阴内，宜温发之……烂嚼大蒜两三瓣，温水送之。"这是说，如果在炎热的暑季乘凉喝冷饮之后，出现腹部疼痛不适，这是由于阳外而阴内，即外感暑热阳邪、内伤寒湿阴邪所致。此时应当使用辛温发散的方法治疗，可以将两三瓣大蒜放入口中嚼烂，之后用温水送服。

大蒜不仅可以温中散寒，它还略有开胃消食的作用。金元四大家之一的朱丹溪就在《本草衍义补遗》中记载其"善化肉"。现在人们炒肉时，常于菜品中加入些许大蒜，既可以起到调味的作用，又能使肉类食物更易被消化，可见日常生活中处处体现着中医智慧。清代医家吴仪洛在《本草从新》中也写道："开胃健脾，消谷化食。"并批注道："肉食尤验。"当三两好友外出聚餐，点的肉菜比较多的话，可以嚼上一两瓣大蒜，以促进肉食的消化。

2. 解毒消肿

大蒜还能解毒消肿。明代医家欧阳植在《救急疗贫易简奇方》中记载："凡诸肿毒，无论大小，初起宜用姜片或蒜片，艾灸即散，百试百验。无如此法，借火以拔其毒也。"相信有朋友在读到"百试百验"这个词之后有点按捺不住了，但要提醒大家一下，文中提到的隔姜灸和隔蒜灸是中医灸法中的两种，操作起来要有一定技巧。朋友们如果有需要的话，可以去中医针灸科寻求专业医师的帮助。

另外，《救急疗贫易简奇方》中还有使用蒜汁解蟹毒的记载："食蟹毒，紫苏叶浓煎饮之，藕汁、蒜汁皆可。"大家可以了解一下。

不知大伙儿是否了解，大蒜外敷脚心还有止鼻血的作用。《万全备急续方》中就有记载："鼻中出血……烂捣大蒜贴足心，立止，即拭去之。"如果有朋友流鼻血，可以将大蒜捣烂并贴敷于脚心，鼻血止住之后再将它擦掉即可。或许大家会有疑问，这么简单的方法能有那么好的效果吗？真能做到文中所说的"立止"吗？李时珍在《本草纲目》中记录道："尝有一妇，衄血一昼夜不止，诸治不效。时珍令以蒜傅足心，即时血止。"医案的最后，时珍由衷赞叹："真奇方也！"李时珍经实践检验发现这个方法的疗效如此之好，我们又怎能轻视它呢？

需要提醒大家的是，《本草从新》中有言："大蒜……性热气臭，生痰动火，散气耗血，昏目损神伐性。虚弱有热之人，切勿沾唇。独头者佳。忌蜜。"可见，食用大蒜不应过量，身体虚弱或有热的人群不宜食用。另外也需要注意大蒜不可和蜜同食。

最后，朋友们或许会问，有没有什么办法能解决吃大蒜后的口中异味呢？笔者收集了几个民间常用的小方法，供大家参考：①用白糖水漱口；②吃几枚大枣或几粒花生；③嚼一些干茶叶或口香糖。如果实在不能忍受这讨厌的蒜臭的话，那还是少吃大蒜吧。

十一、辣椒

主要性能 辛，热。归脾、胃、肺经。
功　　效 温中散寒，发散风寒，开胃消食。

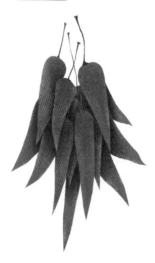

本品为茄科植物辣椒的果实，有辣茄、辣子等别称，它味辛，性热，可入

脾、胃、肺经，具有温中散寒、发散风寒、开胃消食的功效。辣椒在生活中十分常见，无论是炒菜，做泡菜，或是拌凉菜都常能见到辣椒的身影；除此之外，辣椒还能制成辣椒面、辣椒油、辣椒酱等调味品，供大家选用。我国许多地区以能吃辣而闻名，如四川、贵州、江西、湖南等地，许多人可谓是"无辣不言欢"。其实辣椒的作用可不仅仅是调味那么简单，它还可用于防病治病。那么大家是否了解辣椒的食疗应用呢？

1. 温中散寒，发散风寒

清代医家赵学敏的中药著作《本草纲目拾遗》中记载辣椒："性热味辣，温中散寒。"可见辣椒性热，可以温散脾胃中的寒气，所以胃寒腹痛泻痢的患者或是平素脾胃虚寒的人群，适量食用一些辣椒之后可在一定程度上缓解不适。

另外，相信很多朋友都有过吃辣椒后辣出汗的体验。这足以见得辣椒之辛热还可解表散寒。如果生活中不幸外感了风寒邪气，患上风寒感冒的话，可以用辣椒进行食疗，名医彭子益在《圆运动的古中医学》中就记载了一个小方法："乡村治外感发热又恶寒者，食香油酸辣面汤。"他还很贴心地解释了其中的原理："酸以敛营气之疏泄，辣椒以泄卫气之闭敛，面以补中，香油以润津液，立刻汗出而解。"这里简单做一下解读。发热、恶寒是感冒的典型症状之一，这是由于外感风寒邪气引起的不适。风性开泄，风邪伤人易使人腠理不固而汗出。因此，这个食疗方中就用酸味来收敛，治疗汗出这一症状；适量的香油则是为了预防汗出过多致津液受损；寒为阴邪，易伤人体的阳气，寒邪侵袭肌表，肌表阳气被遏，可见恶寒、发热等症状，故而此食疗方用辛热的辣椒来散寒解表；面粉可以补益中焦脾胃，这看似和治疗感冒没啥关系，实则不然，脾胃为后天之本，是人体阴阳、营卫、气血的化生之源，所以可以说面粉通过补益脾胃继而可增强人体对外来邪气的抵抗能力，促进疾病康复。温馨提示一下，服用香油酸辣面汤应趁热，服完可加盖衣被促发汗，取全身微似有汗即可，切忌大汗淋漓。这个小方食材搭配看似简约，其实它选材精当、搭配巧妙，"攘外安内"两手抓，散寒敛汗同时调，蕴含着中医治疗疾病的大智慧。

2. 开胃消食

再来介绍一下辣椒开胃消食的功效，这点相信大家在生活中都有所体会，当胃口不好不太吃得下饭时，如果手边正好有一瓶辣椒酱，往饭里拌上一些，情况就会改善许多。《本草纲目拾遗》转引《食物宜忌》说道："性辛苦大热。

温中下气……消食……"清代医家王孟英在《随息居饮食谱》中也记载道:"辣茄……御风寒,杀腥消食。"现代营养学研究也发现:辣椒中含有的成分可以刺激胃肠道黏膜,促进胃液分泌,增加淀粉酶活性,从而增加食欲,改善消化功能。

　　介绍完辣椒的功效,下面该说说食用辣椒的注意事项了。因辣椒辛热之性较甚,若服用过多可能会引发一些热性疾病。赵学敏就在《本草纲目拾遗》中提醒我们:"久食发痔,令人齿痛咽肿。"即长久食用辣椒可能引发痔疮。我们食用辣椒一定要适量,已经患上痔疮的人群尤须注意;过量食用辣椒可化热生火,即我们通常俗称的"上火了",多表现为牙齿疼痛、咽喉肿痛等症状,严重的话需要寻求医师的帮助。另外,王孟英也在《随息居饮食谱》中提道:"人多嗜之,往往致疾。阴虚内热,尤宜禁食。"可见阴虚体质者也应注意这一点。

第二节　寒凉类蔬菜

一、莴苣

　主要性能　苦、甘,凉。归胃、小肠经。
　功　　效　利尿,通乳,清热解毒。

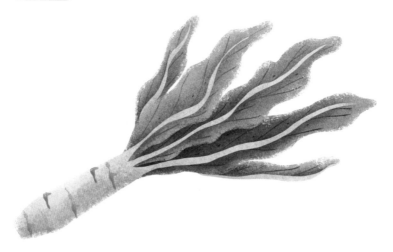

　　莴苣,也叫莴笋、莴菜、藤菜等,为菊科莴苣属植物莴苣的茎和叶,多在春季嫩茎肥大时采收,以鲜用为主,全国各地均有栽培。在清代农学家张宗法创作的《三农纪》中有对莴苣的相关记载,即"莴苣,《图经》云:叶如莴苣而

皱，泽白洁嫩，断之有乳，老则起苔，花黄。花黄如初绽野菊成攒，旋开结子，花罢萼敛，子上有毛，随花飘落"。从中我们可知晓莴苣的形态特征。

在我们日常生活中，莴苣是常见的一种蔬菜，它营养价值丰富，虽看似普通，却有着"千金菜"的美称。莴苣的吃法有很多种，可以直接爆炒，也可以煮汤，还可以直接凉拌。如《本草纲目》曾对莴苣有"剥皮生食，味如胡瓜。糟食亦良"的相关记载，从中可知，生食莴苣，或糟腌莴苣等食用方法，古时便已有。莴苣既可作为食物食用，也可作为药物使用，正所谓药食同源，它对人体有一定的益处，下面便让我们来好好了解一下它的功效。

1. 利尿

关于莴苣利尿的功效，《孙真人海上方》中编了一首歌诀："小便终了难得下，何妙莴苣捣成泥，将来作饼脐中贴，能使泉流得应时。"据此记载，我们可知晓莴苣具有良好的利尿功效，如果在平时大家出现小便不利的情况，而此时家中又有莴苣，不妨试试将其捣烂做成饼贴在脐上，毕竟实践是检验真理的唯一标准。另外从现代生理学研究的角度分析，莴苣具有利尿的功效是因为钾离子含量非常丰富，是钠盐含量的27倍，可促进尿液的排出，从而达到利尿的作用。

2. 通乳

莴苣不仅有利尿之功效，它还可以起到一定的通乳作用。《孙真人海上方》中还有歌诀道："妇人乳汁不行时，莴苣三枚研似泥，好酒调开通口服，任他石女也淋漓。"让我们了解到莴苣治疗产后无乳需用酒调服。现代营养学研究发现，莴苣中含有较多的烟酸，能增加乳汁分泌，是孕产妇食谱中非常重要的食材。但此时需要注意的是，虽然莴苣通乳，但我们也需要注意产妇食物应以偏淡为宜，遵循"产前宜清，产后宜温"的传统，少食寒凉食物，所以食用莴苣时得适量，不可过量。除此之外，经期女性也不适宜吃莴苣，因其性凉，易导致经期女性行经不畅。

3. 清热解毒

在中医看来，莴苣是属于味甘苦、性凉的蔬菜，能入小肠经和胃经，利五脏，对清胃热效果非常的好，所以它适用于胃火旺盛及肠热便秘的人群。苦味药多可泄热，用来治疗一些热证、火证。莴苣味苦，苦味能泄，又性凉，更有利于清热作用的发挥。关于莴苣解毒的应用，宋代医家唐慎微在《证类本草》中收录了《肘后备急方》中的小方法："治沙虱毒。敷莴苣菜汁，瘥。"莴苣的功效多多，但因其性寒，不宜过量食用。若食用过量，可能会导致脾胃虚寒。所以吃的时候得注意一下，就像酒不可贪杯一样，脾胃虚弱者也得慎食莴苣。

吃莴苣时，大家都以食茎为主，很多人喜欢将叶子抛弃，其实叶子也是很爽口的，西方人便常将它配在冷盘中食用。因此平常只吃茎的，也可试试莴苣叶。它也具有通乳利尿的功效。

二、萝卜

主要性能　辛、甘，凉。归肺、胃经。
功　效　清热生津，凉血止血，下气宽中，消食化痰。

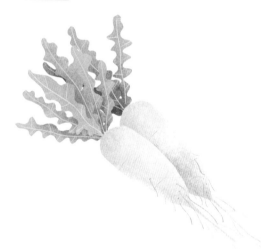

萝卜为十字花科植物萝卜的根，又称为莱菔，与"来福"谐音，《食疗本草》评价萝卜："利五脏，轻身益气。"民间还有俗语"冬吃萝卜夏吃姜，不劳医生开药方"。可见多吃萝卜对人身体妙不可言。它味辛而甘甜，生者性凉，熟者性平和，主要入肺、胃二经。它有清热生津、凉血止血、下气宽中、消食化痰之功效。萝卜可以凉拌、煲汤、炖煮、做羹、炒菜、生吃、榨汁，样样皆可。下面让我们一起来了解并发掘萝卜背后的养生秘诀。

1. 清热生津，凉血止血

萝卜作为常见的食材，大多数读者应该都食用过，其味道甘甜又带有点辛辣味。放进汤中煮，煮熟后的萝卜饱含汤汁。明代医家缪希雍的一本药学著作《神农本草经疏》里这样描述萝卜："止消渴，制面毒，行风气，去邪热气，治肺痿吐血，肺热痰嗽，下痢者，生食之用也。"从中我们可以知道，萝卜可以治疗消渴、面毒疮等多种疾病，但是有个生用的前提。这与我们刚刚介绍的生萝卜性凉，熟者性平有关。既然生萝卜性偏凉，说明生用萝卜能祛除热邪，或者说祛除阳邪。宋代医家张杲的《医说》记载了一则医案："饶州市民李七常苦鼻衄，垂至危困。医授以方，取萝卜自然汁和无灰酒，饮之则止。医云：血随气运转，气有滞逆，所以妄行。萝卜最下气而酒导之，是以一服效，经五日，复如前，仅存喘息。"这说明萝卜最能下气，仅一味萝卜配合着酒调下，便能治好鼻血不止，可见中医之便捷神奇。

2. 下气宽中，消食化痰

作为一味偏泻的药，萝卜的下气功效大家可能都有所耳闻，有俗话"吃多了萝卜爱放屁"，这其实就体现了萝卜下气宽中的特点。不仅如此，萝卜还能祛除人体的痰邪，缪希雍在《神农本草经疏》还记载："莱菔根……下气，消谷，去痰癖，肥健人，及温中补不足，宽胸膈，利大小便，化痰消导者，煮熟之用也。"煮熟的萝卜药性平和不伤人，能温补中焦，暖脾胃，还可以祛痰邪。不过需要提醒的是：不建议脾胃虚寒或者脾虚便溏的人生用，毕竟生萝卜性偏凉，而熟萝卜因为偏性被去除，所以更具有普适性，对脾胃虚寒的人群也更加友好。

萝卜还能消食，元代医家吴瑞在《日用本草》中记载："凡饮食过度，生食一枚便消。"可见萝卜消食的作用非常显著。在冬季人们普遍有吃大鱼大肉进补的习惯，然而一旦吃多就容易导致食积气滞，此时便可适当多吃些消食且能宽中下气的萝卜，减轻脾胃的负担。这就是"冬吃萝卜"的来源。

此外，关于萝卜能不能和中药一起服用，各医家各有见解，有人认为萝卜能解中药药性，有人认为萝卜药性不足以解中药之药性。笔者认为这不能一概而论，需视具体情况，如果我们服用中药是为了清热生津、凉血止血，或是为了下气宽中、消食化痰的话，可服用萝卜作为辅助治疗。或许也有朋友听说过"人参畏莱菔"的说法，那么萝卜和人参到底能不能同食呢？这也需要分情况讨论，如果吃人参单纯是为了进补，那么最好就不要吃萝卜了，以免影响进补的效果；但如果是针对脾虚食积的患者，那么人参和萝卜此时就是好搭档了，人参补虚，萝卜消食，二者搭配一补一泻可起到良好的治疗效果。当然了，如果朋友们难以判断自己情况的话，可以咨询中医医师，寻求他们的帮助。特此提醒，望大家明辨。

三、茄子

主要性能　甘、凉。归脾、胃、大肠经。
功　　效　清热解毒，活血消肿。

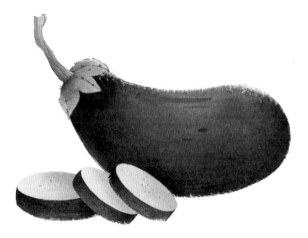

茄子是茄科植物茄的果实，在我国大部分地区均有栽培，它还有落苏、昆仑瓜等别名。作为我们生活中十分常见的一种蔬菜，茄子也有自己独特的食疗价值，它味甘性凉，归脾、胃、大肠经，有清热解毒、活血消肿的功效。

1. 清热解毒

中医学认为，茄子属于凉性食物，具有一定清热解毒的功效。温病四大家之一的王孟英在《随息居饮食谱》中有载："热毒疮痈。生茄一枚，割去二分，去瓤二分，似罐子形，合患处，即消。"大意是说：治疗热毒疮痈，可取生茄子一枚，割成两半，再掏去一半的瓤，最后将得到的罐子形状的茄子扣于患处即可。

另外，对于大肠有热，邪热迫血妄行的情况，可以使用茄蒂进行治疗。元代医家吴瑞在《日用本草》中记载："肠风下血不止，用茄蒂烧灰存性，为末，每服一钱，食前米饮下。""烧存性"是中药炮制方法之一，简言之就是将药品烧至外部焦黑内部焦黄，使药物表面部分炭化，里层部分还保留着原有的气味。这个方子我们可以将茄蒂烧存性之后，磨成细末，每次服用3g，在饭前用米汤送服。

需要注意的是，正因茄子性寒凉，所以我们日常食用时应当适量，体质虚寒的人群则应当少吃。正如李时珍在《本草纲目》中记载的："按《生生编》云：

茄性寒利，多食必腹痛下利，女人能伤子宫也。"

2. 活血消肿

茄子性凉，上文我们提到了它具有清热的作用，接下来我们一起了解下茄子活血消肿的应用。倘若自觉身体某处肿大疼痛，经医师确诊下，我们就可以采用唐代医家孟诜在《食疗本草》中记载的方法："醋摩之，敷肿毒。"方中的醋略有活血化瘀的作用，茄子与醋搭配，外敷患处治疗肿毒，可以取得更好的效果。

通常来说，对于茄子我们都是食用其果肉，常常忽略了茄花与茄根，其实此两者同样有妙用。清代王翊应是对此颇有心得，他在《万全备急续方》中多有记载关于茄花与茄根的方子。对于茄花，如"治乳疮肿痛不可忍者……茄子花烧灰为末，香油调敷"。再有"鹅掌风……茄花盐卤浸，时取搓手，渐渐脱去皮，愈"。这里所提到的鹅掌风大致相当于现在常说的手癣，多表现为手掌水疱、脱屑、粗糙变厚、干燥破裂、自觉痒痛等症状。对于茄根，《万全备急续方》中还有"脚根冻疮……干茄根茎煎汁，频洗"等。此外《备急千金要方》《食疗本草》《幼科切要》等书中均有记载用茄子根煎水洗患处，来治疗足部冻疮的方子，由此可见此小方效果确切。

最后，按惯例得提一下茄子的食用禁忌，《食疗本草》中记载："不可多食，动气，亦发痼疾。熟者少食之，无畏。患冷人不可食，发痼疾。"翻译成现代语言，大意是：茄子食用应适量，不可过多食用，多食可能动气，也可能引发固有的慢性基础疾病；患有寒性疾病的人群不可食用，否则可能引起久治不愈的顽固性疾病。熟茄子少量食用没有什么副作用，不必担心。

四、丝瓜

主要性能 甘，凉。归肺、肝、胃、大肠经。
功　效 清热化痰，凉血解毒。

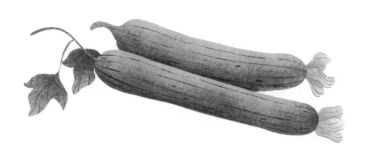

丝瓜为葫芦科植物丝瓜和粤丝瓜的新鲜果实或霜后干枯的老熟果实，作为全国普遍种植的食物，它味甘性凉，可入肺、肝、胃、大肠四经，具有清热化痰、凉血解毒的功效。霜后干枯的老熟丝瓜有一个诡异的名字叫作"天骷髅"，其实主要是因为丝瓜干枯后看起来十分难看而已。丝瓜的干燥成熟果实的维管束就是丝瓜络，它具有祛风、通络、活血、下乳的功效，是古今临床中十分常用的中药。其实成熟的丝瓜外皮看起来也有许多不规整的疙瘩，这种看似不起眼甚至说有些难看的果实，为什么能既上得了餐桌，又下得了药房呢？今天让我们一起来探索，看看什么叫作"瓜不可貌相"。

1. 清热化痰

明代医家张时彻在《摄生众妙方》中记载了一味名叫化痰丸的药方："天络丝，即丝瓜也。烧存性，为细末，枣肉为丸，如弹子大。每服一丸，好酒下，化痰立效。"还有明代医家李时珍在《本草纲目》中收载《普济方》的治疗喉痹肿痛的小方法："天罗瓜研汁灌之。"现代研究也表明，丝瓜内含有皂苷成分，具有化痰止咳的作用。

丝瓜性能甘凉，而且丝瓜之性还带有一些寒滑，所以清热之力较强。当然，我们平常食用的丝瓜都是炒熟或煮熟后食用，其性已然削减大半，故对人体影响不大。

2. 凉血解毒

丝瓜还具有凉血解毒的作用，明代医家程守信便将这一作用应用于治疗坐板疮，他在《商便奇方》中记载："治坐板疮：用丝瓜皮阴干为末，用烧酒调，搽上即愈。"坐板疮是生于臀部疮疡的统称，多因盛夏坐于日晒时间比较久的板凳，或是久坐湿热之地，暑热湿毒凝滞于局部肌肤而成。丝瓜皮清热解毒之力正可用于治疗此类疾病，真是简单又方便。

需要注意的是，清代医家黄宫绣在《本草求真》中记载：丝瓜过服亦能滑肠作泄，因其性毕竟是甘寒而滑的，故而不建议脾胃虚寒者及肾阳虚弱者多食。

如此看来，古代众多医家在长期不断的努力下，认识到丝瓜具有清热化痰、凉血解毒的能力，并且逐渐掌握了丝瓜的运用经验，将这一植物成功应用于防治疾病的实践当中，使得中医药材的多源性得以体现。

五、苦瓜

主要性能 苦，寒。归脾、胃、心、肝经。

功 效 清心明目，涤热清暑。

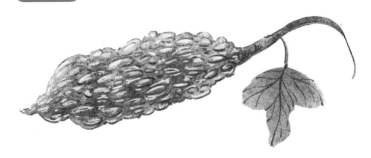

苦瓜是葫芦科植物苦瓜的果实，它味苦性凉，可入脾、胃、心、肝四经，具有清心明目、涤热清暑的功效，正如明代医家兰茂在《滇南本草》中所描述："除邪热，解劳乏，清心明目。泻六经实火，清暑益气，止烦渴。"另外，苦瓜子还有益气壮阳的功能。

苦瓜作为餐桌上的常客，被民间厨师称作"君子菜"，这是怎么回事呢？原来它虽然自己带着苦味，但"不传己苦与他物"，即其他菜品与苦瓜同煮时，不用担心会染上苦瓜的苦味而影响口感。对于苦瓜的烹饪，想必各位读者对此有不同的见解，那么我们应该如何食用才能达到食疗养生的目的呢？让我们一同来探寻苦瓜的功效。

1. 清心明目

清代医家王孟英在《随息居饮食谱》中写道："青则苦寒涤热，明目清心。"在苦瓜正青还未发黄变赤时，其性苦寒，有涤热、明目清心的功能，所以常有口舌生疮、心烦热燥者可以试试。而刘奎在《松峰说疫》中记载有用苦瓜蒂治疗瘟疫三日后外出现的遍身发黄，并兼有心腹胀满坚硬、手心热的病证。既然苦瓜蒂都有治病的神效，那么苦瓜的其他部分是否可以用于治疗病痛呢？答案是肯定的。在《滇南本草》中记载了用苦瓜花治疗胃痛和眼痛的方子："又此瓜花煅为末，治胃气疼，开水下；治眼疼，灯草汤下。"意思就是若是胃痛，可将苦瓜花煅烧至焦黄，研磨为末，就着开水送服即可；如果是眼痛，则将苦瓜花煅烧后，研磨为粉末就着灯草汤服下即可。将灯心草煎水成汤即可获得灯草汤，有兴趣者可以尝试一下。

2. 涤热清暑

苦瓜既然能涤热清心，那么能不能用其苦寒之性驱除暑热呢？答案当然是可行的。夏天炎热湿重，容易感受暑邪，使人温温欲吐、昏睡乏力，其原因主要是暑湿之邪重浊，易使人感到困倦乏力，此时我们就可以用苦瓜之苦寒驱除暑热之邪。所以在炎热的天气中，我们可以随手泡上一杯苦瓜茶，饮用此茶，便能清心除烦、祛暑解渴，可以达到心静身凉的效果。

上文中介绍了苦瓜青时能涤热清心，当苦瓜熟透发黄发赤时，《随息居饮食谱》中又记载道："熟则色赤，味甘性平，养血滋肝，润脾补肾。"也就是说熟透发红的苦瓜有养血滋肝、润脾补肾的作用，而这也是苦瓜在成熟的过程中，其寒凉之性向着温热转变，使得赤苦瓜有与青苦瓜不同的功效。

最后，苦瓜蒂、苦瓜子又有怎样的作用呢？张锡纯在《医学衷中参西录》中记载了一个医案，我们可以从中来体会下苦瓜蒂的功用，医案为："一妇人，年三十许，一月之间未睡片时，自言倦极仿佛欲睡，即无端惊恐而醒。诊其脉左右皆有滑象，遂用苦瓜蒂十枚，焙焦轧细，空心时开水送服，吐出胶痰数碗，觉心中异常舒畅，于临眠之先又送服熟枣仁细末二钱，其夜遂能安睡。后又调以利痰养心安神之药，连服十余剂，其证永不反复矣。"此中描述了张锡纯用苦瓜蒂使患者咯吐出体内的黏稠痰液，后在睡前冲服6g炒制酸枣仁细末，以助患者安眠的案例，有兴趣的读者可以研究一番。关于苦瓜子的功能，中医认为大多瓜果蔬菜的种子是入肾的，苦瓜子也不例外，在《本草纲目》中李时珍言苦瓜子能"益气壮阳"。

在此特别强调，苦瓜虽然有利于减肥，可清热解暑，但是不建议一次吃多，因多食易伤脾胃，故也不建议脾胃虚弱有寒者食用。现代医学研究发现，苦瓜中含有奎宁，易引起子宫收缩，进而导致流产，所以孕妇忌食！特此提醒，切记心中勿忘！

六、黄瓜

主要性能 甘，凉。归脾、胃经。
功　效 清热解毒，利水消肿，生津止渴。

本品是葫芦科植物黄瓜，它是由西汉时期张骞出使西域后传入我国的，故而最初名为胡瓜，那么它为什么后来改叫黄瓜了呢？明代医家李时珍在《本草纲目》黄瓜的释名栏中记载："藏器曰：北人避石勒讳，改呼黄瓜，至今因之……按杜宝拾遗录云：隋大业四年避讳，改胡瓜为黄瓜。与陈氏之说微异。"两种说法虽然略有差异，从中大体我们能了解到，胡瓜改称黄瓜是避讳的缘故。黄瓜味甘性凉，具有清热解毒、生津止渴的功效，作为日常非常常见的食材，我们来一起了解下它的具体应用。

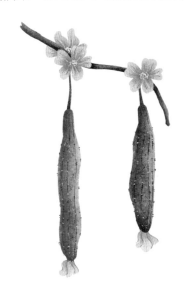

1. 清热解毒

"黄瓜甘寒，故能清热利水，善解火毒"。这句话出自清代医家张璐写的《本经逢原》，他还在书中记载了一个治疗咽喉肿痛的方法："用老黄瓜去子，以芒硝填满，阴干为末，每以少许吹之。"其意为将一个老黄瓜的子挖去后，用芒硝填满，再放置于阴凉处风干，之后磨成细末，每次取一小点吹于患处即可。黄瓜可以清热解毒，配上本就可清热消肿的芒硝，对治疗热毒证的效果就更好了。

朋友们或许有疑问，上述方子中起到主要作用的应该是芒硝吧，要是单用黄瓜的话，清热解毒的效果又会如何呢？别着急，接下来笔者再介绍一个单用黄瓜的小方子，还是出自《本经逢原》，方子是这样的："治杖疮炘肿：取黄瓜入磁瓶中，河水浸之，每以水扫疮上，立效。"杖疮是指受了杖刑以后留下的疮伤；炘肿是灼热肿胀的意思。这"立效"二字就体现了这个小方疗速之快、疗效之佳，可见黄瓜的作用确实不容小觑。

清代医家黄宫绣在《本草求真》中记载："小儿热痢，用此同蜜以为投治。皆以取其甘寒解毒之意。"可见黄瓜和蜜搭配还能治疗小儿热毒痢疾。

2. 利水消肿

黄瓜还具有利水消肿的作用，清代医家吴仪洛在《本草从新》中便有黄瓜可以"利水道"的记载。《本草纲目》中记录了一个使用黄瓜治疗"水病肚胀，四肢浮肿"的食疗方："用胡瓜一个破开，连子以醋煮一半至烂，空心俱食之，须臾下水也。"翻译成现代语言大意是：取半个切开的黄瓜，连同子一起加醋煮烂，然后在空腹时吃完，不一会儿就能起到利水消肿的效果了。这个小方子食材简单，制作方便，饱受水肿病困扰的朋友可以尝试一下。

3. 生津止渴

黄瓜可以生津止渴，再加上它性寒凉，故而清代医家徐文弼的《寿世传真》中有黄瓜可以"清热解渴"的记载。当我们生活中感到口渴时，吃上一根黄瓜解解渴也是不错的选择；热盛津伤的患者尤为适宜，在口渴时吃上点黄瓜，既解了渴，又清了热。

食用黄瓜也需把握一下因人制宜的原则，清代医家章穆在《调疾饮食辨》中提醒我们："然寒中损胃，伤脾作泄之害，与越瓜同。"可见，黄瓜性寒凉，食用应适量，脾胃虚弱及虚寒体质的人群尤其需要注意，否则可能致使脾阳受伤，出现便溏泄泻等状况。

七、冬瓜

主要性能 甘、淡，凉。归肺、大肠、小肠、膀胱经。
功　　效 利水消肿，清热解暑。

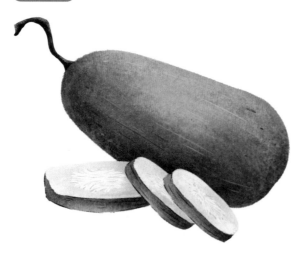

冬瓜为葫芦科攀援草本植物冬瓜的果实，冬瓜本是夏季所产，因瓜成熟之际其表面会覆盖一层白粉状物质，如同冬天结成的霜一般，故称其为冬瓜。它味甘性凉而淡，可入肺、大肠、小肠、膀胱四经，具有利水消肿、清热解暑的功效。冬瓜是减肥的利器，唐代医家孟诜在《食疗本草》中说道："欲得肥者，勿食之，为下气。欲瘦小轻健者，食之甚健人。"这里面所说的体瘦轻健显而易见就是减肥的效果，如此减肥之利器，它能减肥的中医原理是什么？如何使用能达到冬瓜的作用效果，又该如何健康地食用冬瓜呢？让我们来简单了解一下冬瓜的功效。

1. 利水消肿

首先，冬瓜甘淡之味便决定了它的功能，它可以利水消肿，能有效减少体内的水液存留，可用于水肿、小便不利以及体内有水湿停留的肥胖患者。已失传的《兵部手集》常被其他医家的著作引用，李时珍在《本草纲目》中引用了其中的一句："水病危急，冬瓜不拘多少，任意吃之，神效无比。"

冬瓜也可煮汤食用或煮水代茶饮，简便快捷，作用良好。当然，需要减肥的读者要结合自身情况食用冬瓜，冬瓜性寒，若患有脾胃虚弱、腹部冷痛、大便稀溏、腹泻便溏，以及来月经和易发生寒性痛经切忌食用，因其寒凉之性会助长病情加重，得不偿失。

2. 清热解暑

明代医家李时珍在《本草纲目》中还提到冬瓜："积热消渴，白瓜去皮，每食后吃三二两，五七度良。"即推荐在饭后适当食用一些冬瓜，以达到去除积热、解除口渴的目的。

明末医家兰茂著《滇南本草》有言："治痰吼气喘，姜汤下。"说明有的医家还会用冬瓜与姜汤配伍，共同发挥化痰下气平喘的作用。另外，冬瓜还可以清暑除烦，在夏天天气炎热，心烦口渴、干燥闷热的时候食用，能让我们心静身凉，夏天便可舒适安康。

最后提醒一下，虽然冬瓜能帮助我们减肥，但是不建议脾胃虚寒者过多食用。另外，我们平常食用冬瓜最好煮熟，以降低其寒凉之性。

八、昆布

主要性能　咸，寒。归肝、肾经。
功　效　消痰软坚散结，利水消肿。

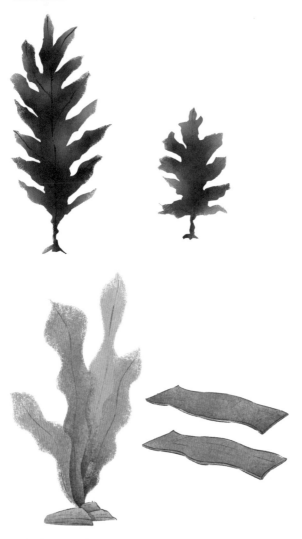

　　昆布为现代常见的食材之一。关于它的形态，明代医家李时珍在《本草纲目》中记载道："昆布生登、莱者，搓如绳索之状；出闽、浙者，大叶似菜。"登、莱二地均位于现代山东省境内，由这句话可看出，产自山东地区的昆布和产自福建、浙江一带的昆布，其形状是不同的。昆布味咸性寒，归肝、肾经，具有消痰软坚散结、利水消肿的作用，下面我们一起来了解一下具体的应用。

1. 消痰软坚散结

昆布味咸，清代医家张璐在《本经逢原》中记载："咸能软坚，故瘿坚如石者，非此不能除。"明代医家李中梓在《医宗必读》记载，昆布可治"顽痰结气，积聚瘿瘤。咸能软坚，噎证恒用之，取其祛老痰也。"现代一般认为，昆布具有消痰软坚散结的作用，是治疗痰气郁结之瘰疬、瘿瘤等证的要药。瘿瘤又称瘿病，是指颈前喉结处有肿块，可随吞咽上下移动的疾患。瘰疬是指颈侧颌下有肿块如豆，累累如串珠的疾患，肿块中小者称瘰，大者称疬，合称瘰疬。再简单介绍下前文古籍中提到的积聚和噎证。积聚是指腹内结块，或痛或胀的一种病症，积结块有形，固定不移，痛有定处；聚包块无形，聚散无常，痛无定处。噎证是指食物下咽时噎塞不顺的病证。昆布消痰软坚散结的功效对上述疾患均有一定的治疗作用。

下面介绍一个治疗瘿病的小方子，出自唐代医家王焘的《外台秘要》："昆布、海藻等份末之，蜜丸，含。如杏核大，含稍稍咽汁，日四五。"即我们可取等量的昆布和海藻，磨成粉末后，用蜜和成杏核那么大的药丸，每日含服四五粒即可。海藻与昆布的性味归经及功效都很相似，海藻味苦、咸，性寒，归肝、胃、肾经，功效也是消痰软坚散结、利水消肿。昆布与海藻在治疗疾病时常常相须为用。相须是中药的配伍关系之一，简言之就是性能及功效相似的两种药物一同使用，以显著增强疗效。这么看来，昆布与海藻相须为用治疗瘿病，真是有种强强联合的意味了。

2. 利水消肿

昆布还具有利水消肿的作用，明代医家李中立的《本草原始》中有载："利水道，去面肿。"因此水肿病面部浮肿的患者可以适当多吃些昆布进行辅助治疗。由于昆布这一作用较弱，所以在现代临床应用中，昆布常作为淡渗利湿药的辅助药进行使用。

昆布还略有瘦身减肥的作用，对体内水湿停留的肥胖人群有一定的食疗作用。唐代医家孟诜在《食疗本草》中有言："久服瘦人。"清代医家吴仪洛在《本草从新》中写道："多服令人瘦削。"《本经逢原》中也可见到"久服瘦人"的记载。但是需提醒大家的是，服用昆布一定要适量，明代医家李梴在《医学入门》中写道："久服令人腹痛，发气吐沫，以热醋少饮解之。"可见长期大量食用昆布也是有可能产生不良反应的，一定要适量食用。

关于昆布和海带，古代和今天都存在同名异物和异名同物的现象，养生爱好者们初步了解时会觉得很头疼：明明现代医师常说昆布就是海带，但为何许多古代医书又将其分别记载呢？这次我们就为大家解释这个问题。

首先，现代人们常说的海带，就是昆布。这里先介绍下昆布的命名，《医学入门》中有言："昆，大也；形如布。"意思是说这种植物的形态像是宽大的布，所以得名昆布。后来，昆布由于人们长期采摘食用，变得越来越窄；而布随着工业机械取代手工织布，生产出的布越来越宽。此时这种食物看起来最多像是比较宽的带子，形态已经经历了从像布到像带的转变，而如果还称为昆布似乎显得有些别扭，于是乎其名称也就由昆布演变为了现在人们常说的海带，这种变化是经历了一段时期的，是一种逐步的、微妙的变化。现在我们可以确认，现代说的昆布和海带，其实就是同一种物品，就是古代文献里记载的昆布这个物品。

读到这里，细心的朋友可能会问了：那为何古代许多医书中，比如《本草纲目》《本草从新》等，是将昆布和海带分别介绍的呢？其实，古代医书中记载的海带不是现在人们常说的那个海带，古代医书中的海带又名海带草，和现在的海带是完全不同的药。在唐宋一直到清代的医书中，所言的海带就是指海带草这种药，它长1m以上，宽却只有1～2cm，《本草从新》中记载其形态"似海藻而粗，柔韧而长"。在宋代唐慎微的《证类本草》中有言："登州人干之以束器物。"可见过去的人们常将这种海带草晒干后作为绳子，捆绑物品使用。

还需提醒的一点是，古代许多治疗瘿病的名方，如海藻玉壶汤，其组成是海藻、昆布、海带、陈皮、青皮、半夏、贝母、连翘、甘草、当归、川芎、独活，这里边就是昆布与海带草同用的。可现代药房很可能没有海带草，那怎么办呢？其实海藻玉壶汤里少用海带草这一种药也不要紧，因为海带草、昆布、海藻这三种药的功效是基本相似的，可以替代使用。《本草纲目》中有句话："盖海中诸菜性味相近，主疗一致，虽稍有不同，亦无大异也。"都是"海中诸菜"，且功效主治都差不多，也难怪有很多人会将昆布、海带、海带草这几个名称混为一谈了。

九、莲藕

主要性能　甘，寒。归心、脾、胃经。
功　效　清热生津，凉血止血，补脾止泻。

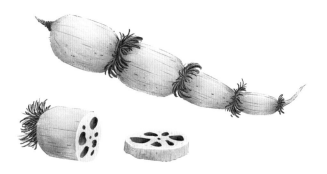

　　莲藕为睡莲科植物莲的肥大根茎，原产于印度，我国南北朝时期已经普遍种植，在我国种植历史悠久。它味甘性寒，可入心、脾、胃三经，具有清热生津、凉血止血、补脾止泻的功效。莲藕可生食，也可制作成菜，可甜可咸，入口微甜清脆而爽口，莲藕制成藕粉更是一种滋补佳品。在清咸丰年间，藕更是被钦定为御膳贡品，身份尊贵。明代医家缪希雍在《神农本草经疏》中描述藕："藕禀土气以生，其味甘，生寒熟温。"看来莲藕生食熟食的偏性还有所不同。

1. 清热生津，凉血止血

　　莲藕可以清热生津，凉血止血。在中医理论中，热邪就如同一团狂躁的火焰，会灼烧我们体内的津液，使我们感到口干舌燥，并且喝水无法解除热邪引起的口渴；热邪还会融入血中，使得血液变得"狂躁不安"，无法控制，此时我们的脉管无法收束血液按照正常路线前进，就可能会引发出血，这就是中医所说的"热迫血妄行"。生藕正好可以改善这种情况，清代温病学家王孟英在《随息居饮食谱》中有言："藕……生食生津，行瘀，止渴除烦。"《神农本草经疏》记载："生者甘寒，能凉血止血，除热清胃，故主消散瘀血，吐血，口鼻出血，产后血闷，窨金疮伤折，及止热渴，霍乱烦闷，解酒等功。"可见，中医医师将生藕广泛用于治疗热盛津伤、热迫血妄行等病证。

　　《随息居饮食谱》中还记载："若阴虚肝旺，内热血少及诸失血证，但日熬浓藕汤饮之，久久自愈，不服他药可也。"可见，莲藕对阴虚火旺、肝阳上亢、血虚内热等证有良好的食疗效果。清代医家吴仪洛在《本草从新》中记载："治上焦痰热，同梨汁服。"梨汁具有清热生津、润肺消痰的作用，二者搭配可更好地清化上焦痰热，可作为辅助治疗的方法。

　　再介绍一个小知识，唐代医书《食疗本草》中记载："凡产后诸忌，生冷物不食。唯藕不同生类也，为能散血之故。但美即而已。"大意是说：妇女产后有诸多禁忌，比如不宜食用生冷的食物，唯独莲藕除外，因为它能活血散瘀，可以促进产后身体的恢复。不过最后一句话也提醒我们，"但美即而已"，只要尝尝藕的味道就可以了，不宜过多食用。

2. 补脾止泻

对于熟藕，《食疗本草》记载："藕……蒸食甚补益五脏，实下焦，令肠胃肥厚，益气力。"王孟英在《随息居饮食谱》中还记载了："藕……以肥白纯甘者良……熟食补虚，养心生血，开胃舒郁，止泻充饥。"就如同缪希雍说的："熟者甘温，能健脾开胃，益血补心，故主补五脏，实下焦，消食止泻，生肌，及久服令人心欢止怒也。"这足以见得，熟藕有良好的补益效果，可以养心血、健脾胃、补五脏、益气力，还能生肌、止泻等。

食用莲藕需要注意，阳虚的人群不建议生吃，主要是莲藕之寒性较强，阳虚食之则可能导致阳更弱，如果是将莲藕熟食的话，熟藕甘温，就可以很好地避免这一问题了。

十、扁豆

主要性能　甘，微凉。归脾、胃经。

功　　效　健脾和中，消暑化湿。

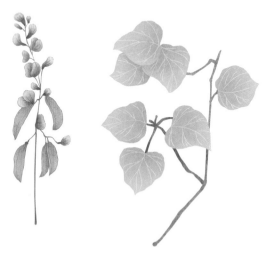

关于扁豆，其实我们日常称呼与食用的那一部分是它的种子，颜色为白色。扁豆的名字多种多样，有和现代称呼比较相似的藊豆、南扁豆，也有按形状称

呼蛾眉豆、羊眼豆、小刀豆，更有其他比较独特的称呼，比如茶豆、南豆、膨皮豆、树豆等。

在中医方剂中我们常看到"白扁豆"，李时珍在《本草纲目》中提到："扁豆……子有黑、白、赤、斑四色。一种荚硬不堪食。惟豆子粗圆而色白者可入药，本草不分别，亦缺文也。"文中所提豆子粗圆而色白者也就是白扁豆了，后文也提及这种硬壳白扁豆，"其子充实，白而微黄，其气腥香，其性温平，得乎中和，脾之谷也"可作药用；而扁豆其性微凉，多供日常食用，亦可调脾胃。二者均有健脾和中、消暑化湿的功用。

1. 健脾和中

虽然白扁豆药性更佳，但就扁豆而言，它的药性其实是食材之中比较明显的。《本草求真》有文："扁豆，如何补脾，盖缘脾喜甘，扁豆得味之甘，故能于脾而有益也；脾得香而能舒，扁豆禀气芬芳，故能于脾而克舒也。脾苦湿而喜燥，扁豆得性之温，故能于脾而克燥也。脾土既实则水道自通，三焦不混，而太阴暑湿之邪（指太阴暑湿言）自尔克消，安能复藏于脾，而有渴泻之病乎……子粗圆、色白者佳，入药连皮炒研用，亦有浸去皮及生用者。"原文大意就是甘味入脾，而扁豆味甘，所以扁豆能补脾，扁豆本身的气性，可以顺应脾的天性，可健脾。只要脾健运，那么水液的运化道路自然会通畅，三焦也就不会出现堵塞的状态，不论是脾受暑邪还是湿邪，自己就可抵御消亡它，就不会因为脾虚而藏在脾，也就不会出现跟渴和泻有关的病证了。由此可见，实脾来保证脾的健运在日常生活中是很重要的。

2. 消暑化湿

明代贾所学在其所著的《药品化义》中写道："扁豆味甘平而不甜，气清香而不窜，性温和而色微黄，与脾性最合。主治霍乱呕吐，肠鸣泄泻，炎天暑气，酒毒伤胃，为和中益气佳品……下行通利大肠，能化清降浊，善疗肠红久泻，清气下陷者，此腑虚补脏之法也。"文中所述扁豆为药性更强的白扁豆，大意便是说扁豆与脾的属性最相合。扁豆主治霍乱呕吐，肠鸣泄泻，以及炎热天气下暑气伤人与饮酒过多造成胃受损伤的情况，是和中益气的佳品。它能下行使大肠通达顺利，能调理脾胃气机，升清降浊以除湿，善于治疗肠道出血与久泻，以及清气下陷的情况，这是通过补充脏气来治疗腑气虚弱的方法。从其所著可见，扁豆的消暑除湿能力是较为明显的。

扁豆不仅可以内服，还可以外用来缓解病症，晋朝葛洪的《肘后备急方》就有文"恶疮连痂痒痛。捣，扁豆，封，痂落即瘥。"原文大意就是若是恶疮结痂，感觉异常痒痛时，可将扁豆捣烂然后封涂在恶疮的结痂口上，等到结痂落下的时候就会愈合了。其方法简单，不失为一个可以记下日常使用的良方。

扁豆虽好，但是也有需要谨慎食用的时候。医圣张仲景在《金匮要略》就写道："扁豆，寒热者，不可食之。"是说患了感冒恶寒发热的人群不要食用。《食疗本草》上有提到："患冷气人勿食。"提醒患寒邪所致疾病的人也不宜食用。而《随息居饮食谱》有写道："患疟者忌之。"也是给疟疾患者一个避雷的提示。

十一、百合

主要性能 甘，微寒。归心、肺经。
功　效 清心安神，养阴润肺。

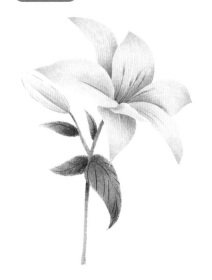

本品为百合科多年生草本植物卷丹、百合、细叶百合的干燥肉质鳞叶。明代医家李时珍在其著作《本草纲目》百合篇的释名一栏中写道："百合之根，以众瓣合成也。或云专治百合病故名，亦通。"可见百合这个名称的由来有两种说法：一种是说由形态得名，另一种是说因其主治百合病得名，这两者都有一定的道理。百合可以蒸着吃、炒着吃、煮粥喝，也可以入药，鲜品干品俱佳。它味甘，性寒，归心、肺经，具有清心安神、养阴润肺的作用。下面我们一起详细了解下百合的食疗价值。

1. 清心安神

百合可以清心安神，清代医家王孟英在《随息居饮食谱》中指出百合可以清心、定魂、息惊、疗悲哀等。百合多用于治疗心阴虚、虚火上扰心神引发的疾病，如心烦惊悸、失眠多梦等。

下面就来介绍一下百合病，百合病是指精神恍惚不定，饮食、行动失调，以口苦、小便赤、脉微数为主要临床表现的一类疾病。关于百合病这个病名的由来，有很多种说法，目前中医界占主流的是以下两种：第一种是从病机角度出发，《金匮要略·百合狐惑阴阳毒病脉证并治第三》中有言："百合病者，百脉一宗，悉致其病也。"清代医家尤在泾对此注解说：人体周身之脉，"分之则为百脉，合之则为一宗"，由此得名百合病。第二种是从治疗角度而言，该病多是因热邪扰心，心阴受损引起，而百合既可清心安神，又有养阴效果，正可谓标本兼顾。清代医家魏念庭就注解道："百合病用百合，盖古有百合病之名，即因百合一味而瘳此疾，因得名也。"对于百合病的治疗，百合这味药是十分重要的，医圣张仲景在《金匮要略》中对百合病的论述十分详尽，并且记录了百合地黄汤、百合知母汤、百合鸡子汤、百合滑石散等多个方剂，对百合病的临床治疗至今仍有极大的指导意义。

2. 养阴润肺

百合还能作用于肺，有补肺阴、清肺热、润肺燥的作用，它虽然作用缓和，却有直接止咳的作用，这是百合治疗肺系疾病的优势所在。明代医家李梴在《医学入门》中记载百合可以治疗肺痿、肺痈、肺热咳嗽等肺系疾病，王孟英在《随息居饮食谱》中也有"专治虚火劳嗽"的记载。另外百合养阴润肺的功效正好适合肺喜润恶燥的特性，所以我们在秋天可以适当吃些百合，来预防秋燥伤肺，对养肺有很好的作用。

最后，生活中适当多吃些百合也能让皮肤变好。其实百合略有润肠通便的作用，清代医家吴仪洛就在《本草从新》里提到百合"善通二便"。而肺与大肠相表里，且肺合皮毛，因此大便通畅了，皮肤自然会随之变好。再就是百合润肺，肺合皮毛，肺脏得润，则皮肤自然会变得滋润有光泽。从这两个角度都能很好地解释多吃百合能让皮肤变好的现象。

十二、薄荷

主要性能 辛，凉。归肺、肝经。
功　　效 疏散风热，清利头目，利咽透疹，疏肝行气。

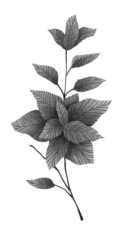

本品为唇形科多年生草本植物薄荷的地上部分，叶中富含挥发油。关于薄荷这个名称，明代医家李梴在其著作《医学入门》中写道："至轻清而薄，荷乃花叶总名。"薄荷常作为餐桌菜品的点缀物出现，也可供人们泡茶饮用，在超市里还有随处可见的薄荷糖、薄荷含片等食品，十分受广大百姓喜爱。薄荷性凉味辛，归肺、肝经，具有疏散风热、清利头目、利咽透疹、疏肝行气的作用。明代医家李时珍在《本草纲目》中评述道："薄荷入手太阴、足厥阴，辛能发散，凉能清利，专于消风散热，故头痛头风眼目咽喉口齿诸病，小儿惊热及瘰疬疮疥，为要药。"从中我们可知，薄荷的功效适应范围非常广泛。

1. 疏散风热

薄荷可入肺经，是辛凉解表药，具有疏散风热的功效，即《本草从新》中所说的："辛能散，凉能清，升浮能发汗。"临床中多用于治疗风热感冒。在治疗外感风热感冒最为常用的药方银翘散及桑菊饮中，都可见到薄荷的身影，可见其疏散风热这一作用的重要性。

2. 清利头目，利咽透疹

薄荷还有一大特点，就是服用后可令人神清气爽，药王孙思邈在《千金翼方》里写道："饮汁发汗，大解劳乏。"这其实与薄荷中含有的挥发油有关，现在许多糖果、牙膏、护肤品里会含有薄荷油，大家在生活中应该都体验过它带来的十分独特的清凉之感。由此我们便不难理解薄荷清利头目及清喉利咽的作用了，因为薄荷芳香通窍、轻扬升浮，故而多用于治疗风热之邪上攻引起的头痛、目赤多泪、咽喉肿痛等症状，如《滇南本草》中就记载道："上清头目诸风，止头痛、眩晕、发热。"

《医学入门》中提到薄荷可以治疗"皮肤风热"，薄荷的轻扬之性还有助于透疹，可用于治疗风热外束、麻疹不透的情况；另外薄荷还具有祛风止痒的作用，一些瘙痒性的皮肤病多可选用薄荷进行治疗。由此可见，薄荷绝对算得上是中医皮肤科的常用药物之一。

3. 疏肝行气

薄荷还具有疏肝行气的作用，可用于肝郁气滞所致的两胁胀痛、月经不调等状况。具有疏肝解郁、养血健脾之效的中医名方逍遥散中的薄荷，就主要是发挥疏肝行气解郁这一作用的。

最后需要提醒大家的是，薄荷入汤剂不宜久煎，以免其有效成分挥发，既达不到预期的治疗效果，又会造成一定程度的浪费。另外李梴在《医学入门》中提醒我们："大病后勿食，令人出虚汗不止。"这是说大病初愈的人群不宜食用薄荷，这是因为薄荷发汗之力比较强，而大病初愈的人群如果过多出汗，会更加伤阴耗气，不利于身体的恢复，这点也需要我们注意。

十三、茼蒿

主要性能 辛、甘，凉。归心、脾、胃经。
功　　效 消食开胃，通便利腑，清血养心，润肺化痰。

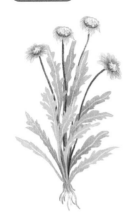

茼蒿为菊科茼蒿属一二年生草本植物茼蒿的茎叶。茼蒿属浅根性蔬菜，根系分布在土壤表层。茎圆形，绿色，有蒿味。叶长形，边缘波状或深裂，叶肉厚。头状花序，花黄色，瘦果，褐色。茼蒿性喜冷凉，不耐高温，生长适温20℃左右，12℃以下生长缓慢，29℃以上生长不良。茼蒿对光照要求不严，一般以较弱光照为好，但却需要较长的日照时长，因此在栽培上宜安排在日照较弱时间较长的春秋季节。茼蒿具特殊香味，幼苗或嫩茎叶可供生炒、凉拌、做汤等。此外，茼蒿也有很高的药用价值，其根、茎、叶、花都可作药。茼蒿的茎和叶可以同食，清气甘香，鲜香嫩脆，一般的营养成分无所不备，尤其胡萝卜素的含量极高，是黄瓜、茄子含量的20～30倍，有"天然保健品，植物营养素"之美称。茼蒿中含有特殊香味的挥发油，有助于宽中理气、消食开胃、增加食欲。

1. 消食开胃，通便利腑

茼蒿中因其味辛甘且气味芳香，能够调畅气机，使脾胃升降功能正常，有助于宽中理气、健脾、增加食欲以达到消食开胃之效。《寿世编》中提道："茼蒿，主安心气，养脾胃，消痰饮，利肠胃。"以及元代吴瑞所著《日用本草》中记载："消水饮。"皆阐述了茼蒿能够健脾开胃，助消食。此外，其所含粗纤维能够健运脾胃，帮助肠道蠕动，促进排便，达到通腑利肠的目的。清代中医药学专著《得配本草》中言："利肠胃。"及前文中的《寿世编》中都说明其具有通腑利肠之功。

2. 清血养心，润肺化痰

早在唐代就已经发现了茼蒿具有清血养心、润肺化痰之效。药王孙思邈的《备急千金要方》中记述道："安心气，养脾胃，消痰饮。"因心主神明，故食用茼蒿一定程度上有助于稳定情绪，预防记忆力减退，缓解失眠；此外，清代中医药学专著《得配本草》中言："通血脉，除隔中臭气。"因其能清血养心，故能帮助人体行气活血，通利血脉，使经脉气血通畅，化解痰瘀；还因其气味芬芳，可以消痰开郁，避秽化浊。

最后，茼蒿虽有诸多妙用，但是因其性凉且辛香滑利，故脾胃虚寒、大便稀溏或腹泻者不宜食用；多食动风气，熏人心，令人气满。

十四、鱼腥草

主要性能 辛，微寒。归肺、大肠经。
功　　效 清热解毒，利尿通淋，消痈排脓。

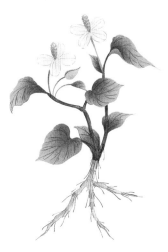

鱼腥草古代多被称为蕺菜，在民间俗称折耳根，它是三白草科多年生草本植物蕺菜的地上部分，在我国长江以南地区多产。鱼腥草含有挥发油，鲜品具有类似鱼腥的气味，故得名，干燥后泡水则气味消失。《本草征要》中有言："此物可做菜食，炒熟则无腥气矣。"鱼腥草味辛微寒，归肺经，具有清热解毒、消痈排脓、利尿通淋的作用，下面我们就一起了解下鱼腥草的应用。

1. 清热解毒，利尿通淋

鱼腥草性微寒，可以清热解毒，多用于治疗热毒证。在明代医家李时珍的《本草纲目》中有载："背疮热肿：蕺菜捣汁涂之，留孔以泄热毒，冷即易之。"此处文中的"留孔以泄毒"就用到了中医的围箍法，简单说来就是将药物涂抹于患处周围，并在中央留白的方法，目的是给邪气以出路，用"围师必阙"的思想驱逐邪气，促进人体的康复。实践证明，这种中央留白的方法比起不留白往往效果更好。

鱼腥草还可用于治疗痔疮，明代医家缪希雍在《神农本草经疏》中称鱼腥草为"治痔疮必须之药"，医学古籍中可见大量将鱼腥草用于治疗痔疮肿痛的记载，如明代医家冯时可编写的《众妙仙方》中便有："治痔疮痛不可忍：黄连、槐花、薄荷、鱼腥草各一两。上为细末，每服一二匙，食前白酒调下，即止。"

再比如清代医家张璐的《张氏医通》中写着："蕺菜（一名鱼腥草）、苦楝根、朴硝、马齿苋、瓦花各一两。用水十碗，煎至七八碗，先熏后洗，诸痔肿痛可消，故附录之。"除此之外，《本草从新》《本经逢原》《济人宝笈》等医书也有鱼腥草治痔疮的相关记载。

鱼腥草还可以用于治疗湿热淋证，因其可利尿通淋，故而对膀胱湿热、小便淋漓涩痛等病症有一定的治疗作用，现代临床中常配伍海金沙、车前草、金钱草等一同使用。

2. 消痈排脓

鱼腥草可消痈排脓，多用于治疗肺痈，是治肺痈之要药。明代医家兰茂在《滇南本草》中记载："治肺痈咳嗽成痨带脓血者，痰有腥臭。"他还在书中介绍了一个治疗肺痈的小方："治肺痈吐脓吐血：鱼腥草、天花粉、侧柏叶等份煎汤，服之即愈。"天花粉具有清热泻火、消肿排脓之功，侧柏叶能凉血止血、清肺化痰，三药搭配，对于肺痈吐脓血的患者具有一定治疗作用。另外，明代医家在《简明医彀》中记载："鱼腥草煮汁，不住饮，即痊。"可见肺痈患者也可单用鱼腥草煮水代茶饮，进行辅助治疗。

最后，食用鱼腥草也有一定的注意事项，《神农本草经疏》中记载："蕺，只能消肺痈，治痔疮，余非所长。况多食令人气喘，发虚弱，损阳气，发脚气等害。慎之！慎之！"

十五、旱芹

主要性能　甘、辛、微苦，凉。归肝、胃、肺经。

功　效　清热利水，平肝祛风，止血解毒。

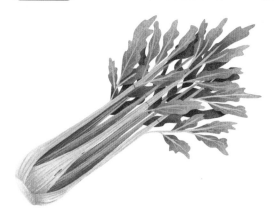

芹菜分为水芹和旱芹两种，明代医家李时珍在其著作《本草纲目》中记载道："芹有水芹、旱芹。水芹，生江湖陂泽之涯；旱芹生平地，有赤、白二种。"既然如此，我们应当如何来区分水芹和旱芹呢？别急，现在就教给大家：水芹的茎是圆圆的，并且是一节一节的，上面还有不少节点，人们采摘水芹时大多采用割的方式，所以买到的水芹一般不会带根；旱芹的茎内侧是凹陷进去的，且茎的外表带有一层薄薄的筋膜，而且由于旱芹不是用割的方式采收的，所以买的时候通常会带着根须。芹菜药用及食用均以旱芹为佳，且现在菜市场上售卖的品种大多也是旱芹，所以本节以介绍旱芹为主。旱芹性凉，味甘、辛、微苦，归肝、胃、肺经，具有清热利水、平肝祛风、止血解毒的功效。

1. 清热利水

旱芹具有清热利水的作用，可以用于治疗湿热证，李时珍在《本草纲目》中就收录了一个治疗湿热的方子："湿热气：旱芹菜晒干为末，糊丸梧子大。每服四十丸，空心温酒下。"翻译成现代语言大致是说，将旱芹晒干后研成末，糊成梧子那么大的药丸，每次服用四十丸，于空腹时温酒送服即可。

既然说了旱芹性凉能清热，可清代医家章穆在《调疾饮食辨》中又说"助上焦火……上盛下虚人尤不宜食。"这是怎么回事呢？其实文中的"火"是虚火，即虚热证，其本质是"上盛下虚"，常见有两种情况：第一种情况是阴虚火旺，此时的热象并非真的有实热，而是体内的阴液不足，阴不制阳，而显得阳多了，表现出来就是虚火亢旺，症状多见心烦失眠、两颧潮红、反复发作的口腔溃疡、舌红少津、脉细数等，此时的治疗应以滋阴为主。而旱芹能利水，利水多了就更加伤阴，会加重阴虚火旺的情况，所以此类人群"尤不宜食"。第二种情况是阳虚阳浮，阳虚阳浮的人阳气虽然不足，但浮于人体上部，仍可表现为面部长痘、口燥咽干等热象，但因其本质是阳虚，所以这类人身体的下部往往表现是怕冷的。这种情况不能清热，清热会加重阳气的损伤，故而性寒凉的旱芹就也不适合。此时的正确做法是补阳潜阳，通俗来说就是既补充阳气的量，又将其上浮的阳气往下拉、往下潜，如此方能标本兼顾。

2. 平肝祛风，止血解毒

除了清热利水之外，旱芹还具有平肝祛风、止血解毒的作用。元代贾铭在《饮食须知》中记载："生地上者名旱芹，其性滑利。"清代吴仪洛在《本草从新》

中记载:"除心下烦热。疗鼠瘘瘰疬,结核聚气。下瘀血,止霍乱。"清代姚澜在《本草分经》中写道:"旱芹甘寒,除烦热,散结,下瘀血,止霍乱。"清代徐大椿在《药性切用》中有言:"除烦散结,泻热消瘿。"大家可以了解一下。

芹菜还可外治结核气,清代医家陈其瑞在《本草撮要》中记载:"凡结核气,旱芹晒干为末,油煎成膏摩之,日三五度便愈。"此处的结核气,又名结核,是中医病名,症见人体皮里膜外生肿块,形如果核,坚而不痛。此病多由风火气郁,或湿痰气郁凝结而成,类似西医所说的急慢性淋巴结炎、淋巴结结核及部分皮下肿物。这个方子翻译成现代语言大意是说,可将旱芹晒干后磨成细末,之后用油将细末煎为膏,再将膏涂于患处并按摩,书中记载这个方法一天坚持三五次就可痊愈,有需要的朋友不妨尝试一下。

最后提一下水芹,它性凉,味辛、甘,归肺、肝、膀胱经,具有清热解毒、利尿、止血的功效,和旱芹是十分相似的。

十六、荠菜

主要性能　甘,凉;归肝、心、肺经。
功　效　和中利水,清热利湿,凉肝止血,平肝明目。

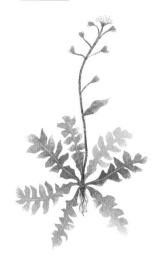

荠菜为十字花科植物荠菜的带根全草,其味清香甘甜,它可以说是野菜当中最受欢迎的了。我们食用荠菜的历史可以追溯至西周时期,在诗经《国风·邶风·谷风》中就有提到"谁谓荼苦,其甘如荠",那时荠菜就已是甘味的代表,由此可见现在我们的口感与三千多年前的人并未有太大差别。《尔雅》中一句:"荠味甘,人取其叶作菹及羹亦佳。"描述出了古人是如何烹制荠菜的,其中渍为腌菜，羹为粥。由此看来将荠菜作为食物，并做成腌菜或是粥食已经是十分普遍的现象了。

明代李时珍在《本草纲目·卷二十七·荠》中载："荠生济泽，故谓之荠。释家取其茎作挑灯杖，可辟蚊、蛾，谓之护生草，云能护众生也。"荠菜是基生叶丛生植物，叶密；文中济济，是众多的意思，后世以草字头替换三点水，故称之为"荠菜"。佛家弟子用荠菜茎来挑灯，驱除蚊虫飞蛾，以庇护众生，所以也叫"护生草"。接下来我们通过中医来看护生草可以如何来庇护我们的身体。

1. 和中利水，清热利湿

荠菜味甘，性凉，归肝、心、肺经，有和中利水、清热利湿的功用。《三因极一病证方论》记载的葶苈大丸就应用荠菜之效力，以此来治疗肿满腹大、四肢枯瘦、小便涩浊的病证。具体操作应用如下：甜葶苈（纸隔炒）、荠菜根（等份），将以上两味药研磨为末，加蜜搓成如弹子大小，每服一丸，咀嚼，以陈皮汤送下。原文记载"只三丸，小便清；数丸，腹当依旧。"

2. 凉肝止血，平肝明目

民间有一谚语，为"阳春三月三，荠菜当灵丹"。说的就是三月初三这天采荠菜食用最佳，有似灵丹般益处，这个说法的来历还牵扯到一位名医——华佗。相传，有一年的三月初三，华佗去沔城采药突遇大雨，便到一户人家去避雨。他刚踏进门口，就看到有位老者身体摇晃，腿脚不稳，随即倒地。华佗走向前去扶起老者，询问情况。老者言道，他自小便有头晕目眩的毛病，四处求医问药，但都未见好。华佗一听是此症状便放下心来，与老者说，他也有过与老者一样的毛病，是用荠菜煮鸡蛋治好的，让老者也可以试一试。华佗见老者不信，表明自己身份，老者还是将信将疑，但还是按照华佗说的方法食用了。没多久，老者就感觉自己的头没有那么晕了，之后又连续吃了几天，头晕的症状便彻底消失了。自此之后，老者逢人就说荠菜煮鸡蛋的好处，还是华佗常吃的，周围的人知其缘由后，就纷纷效仿。之后人们便都在华佗给老人治病的三月初三日那天吃荠菜煮鸡蛋，久而久之便成了习俗。

故事虽然夸大了荠菜的效果，且历史中华佗也不一定推荐过吃荠菜煮鸡蛋，但荠菜确有平肝明目、凉肝止血的功用。

荠菜花也是具有药用价值的，明代李中梓在《本草征要》中提到"荠菜花。

味甘，性温，无毒，入肝、脾、肾三经。利肝益胃，和中消胀。五脏得调，情志开畅。小儿痰滞能消……春初采菜佐餐，老幼受惠无量。"

十七、苦菜

主要性能　苦、寒。归心、脾、胃、大肠经。

功　　效　清热解毒，凉血疗痔。

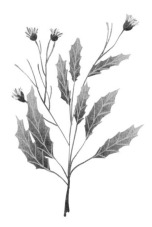

苦菜为菊科植物苦苣菜的全草，因其尝起来略带苦味，故得名为苦菜，除此之外，它还有苦荬、苦苣等别称。苦菜味苦性寒，归心、脾、胃、大肠经，具有清热解毒、凉血疗痔的功效。早在汉代成书的药物学专著《神农本草经》中有载："久服，安神益气，聪察少卧，轻身耐老。"小小苦菜为何具有如此魅力呢？我们一起来了解一下。

1. 清热解毒

苦菜具有良好的清热解毒作用，多用于治疗热毒证，尤其擅长消疔。疔乃中医外科疾病之一，其特点是形小如粟，顶白根深，坚硬如钉，麻木痒痛，多因外感风热或内生火毒引起。对于疔的治疗，清代医家王孟英在《随息居饮食谱》中记载："诸疔，捣苦荬汁涂，能拔根。或预采青苗，阴干研末，水调敷，亦妙。"《寿世编》中也写道："汁敷疔肿，根即出。"可见苦菜的这一效用确实不错。

除此之外，苦菜还可以缓解多种疾病患处的红肿热痛，如清代医家邹存淦在《外治寿世方》中就写道："手足肿，捣苦菜敷之，良。"

清代医家冯兆张在《冯氏锦囊秘录》中有句论述："热去则神自清，故久服安神益气，聪察少卧也。耐饥寒轻身不老者，总言其热退阴生，安心益气之极功也。"这句话是对前文《神农本草经》中那句话的注解，可帮助我们更好地体悟苦菜的功用之妙。

2. 凉血疗痔

除了清热解毒外，苦菜还具有凉血的作用，可用于辨证属于血热证的多种疾患的辅助治疗。在《随息居饮食谱》中就有使用苦菜治疗小便出血的方法："血淋、溺血，酒水各半煎服。"即用米酒和水各一半，煎煮苦菜服用，对血淋及尿血有一定治疗作用。

苦菜还可用于治疗痔疮，关于疗痔的应用，《本草纲目》中收录了一个方法："又陆文量《菽园杂记》云：凡病痔者，宜用苦苣菜，或鲜或干，煮至熟烂，连汤置器中，横安一板坐之，先熏后洗，冷即止。日洗数次，屡用有效。"大意是说：取适量苦菜，鲜品或干品均可，煮至熟烂后，连同汤汁一起放置于容器中，并在其上方横放一块板子坐上去，先熏蒸汽，然后用汤汁搽洗，待汤汁冷后就可停止。这个方子需要一天之内数次应用方可有效，有需要的朋友不妨尝试一下。

最后，按惯例介绍一下苦菜的食用禁忌。李时珍在《本草纲目》中提醒我们："脾胃虚寒人，不可食。"另外，《随息居饮食谱》中也写道："脾胃虚寒者忌之。不可共蜜食。"可见，苦菜具有较明显的苦寒之性，脾胃虚寒的人群不宜食用。另外，苦菜也不宜和蜂蜜一同食用，这点也需要大家注意一下。

十八、菠菜

主要性能 甘、辛，凉。归肝、胃、大肠、小肠经。
功 效 养血明目，润肠通便。

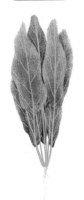

菠菜为苋科菠菜属草本植物菠菜的全草或茎叶，在我国各地均有栽培，是餐桌上较为常见的一种菜肴。菠菜味甘、辛，性凉，可入肝、胃、大肠、小肠四经，具有养血明目、润肠通便的功效。它在古阿拉伯人口中被称为"蔬菜之王"，相信不少读者听说过很久以前美国人创作的动画——《大力水手》，里面的主人公便是食用菠菜后变得力大无穷，无所不能。当然，我们知道动画片里肯定会带有一些夸张的手法在内，但这也从侧面反映了菠菜对人体有不小的益处。既然如此，便让我们一起来探究菠菜的功效。

1. 养血明目

现代营养学研究表明，菠菜内含有丰富的铁元素，能有效地防治缺铁性贫血。而中医也常会将菠菜这道食物推荐给血虚的人群，嘱咐他们周期性地食用菠菜进行调养。所谓大医治未病，在疾病发生前就将其扼杀在摇篮中才是对付疾病最为优质的方法，而我们大部分人养生目的即为如此，一些平素身体较弱、血虚的读者，可以适量多吃些菠菜了。

食用菠菜还可以明目。中医认为，血之于目有重要的充养作用，正如《审视瑶函》所言："夫目之有血，为养目之源，充和则有发生长养之功，而目不病；少有亏滞，目病生矣。"可见适当食用菠菜补血养血，一定程度上可预防眼科疾病的发生。另外，现代研究还发现，菠菜中含有丰富的叶黄素，对老年视网膜黄斑病变有一定预防效果。古代医家不乏使用菠菜防治眼部疾患的记载，如明代医家兰茂就在《滇南本草》中记载了菠菜明目的作用，在清代医家丁尧臣的《奇效简便良方》中也有"常食菠菜能去翳（不加盐酱）"的记载。

2. 润肠通便

润肠通便是菠菜另一重要功效，对于津亏便秘的患者有一定的食疗作用。温病四大家之一的王孟英在《随息居饮食谱》中描述菠菜："开胸膈，通肠胃，润燥活血。大便涩滞及患痔人宜食之。"清代医家李用粹在《证治汇补》记载了治疗便秘的小方："秘结选方……用菠菜取自然汁饮之。"提醒大家一下，用菠菜润肠通便时最好不要把根去掉，连根一起吃最好。清代医家黄凯钧在《药笼小品》中就记载："取老菠菜直下根，治老人大便难下最妙。"前人的经验我们应当继承。

食用菠菜时应注意，因为它可润肠通便，所以食用应当适量；脾虚泄泻的患者不宜食用，以免加重病情。另外，《食疗本草》《饮食须知》《本草选》等书中记载，菠菜不可与鳝鱼同食。

值得一提的是，虽然古今医家多认为菠菜性凉，但也有人提出过不同意见，清代医家吴仪洛就认为菠菜性温热而非寒凉，在他的著作《本草从新》中有载："古本草皆言其冷，今人历试之，但见其热，不觉其冷。"唐代医书《食疗本草》中写道："北人食肉面即平，南人食鱼鳖水米即冷。"大意是说：常吃肉、面的北方人，吃了菠菜以后，会觉得菠菜的性很平和；而常吃鱼、鳖、大米的南方人，吃了菠菜以后，会觉得菠菜的性是寒凉的。

读到这里朋友们或许有疑惑：菠菜究竟是温热的还是寒凉的？我们日常生活中该如何看待菠菜的偏性呢？教给大家一个小技巧，中医界目前只有极少量药品、食品的寒热偏性存在争议，这些药品、食品都有一个特点：它们的寒热偏性本来就不明显！试想辣椒这类食品有人会认为是寒凉的吗？并不会，它很明显是温热的！另外还有绿豆，很明显它是寒凉的，没有人会觉得它是温热的。所以它的寒热偏性是不明显的，我们不用太过纠结它到底是寒是热，根据它的功效选用即可。

十九、莼菜

主要性能　甘，寒。归肝、脾经。

功　　效　清热解毒，和中下气，利水消肿。

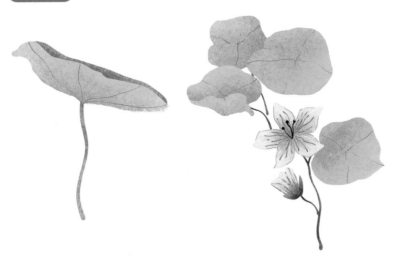

莼菜，又称茆、水葵、马蹄草等，为睡莲科植物莼菜。我国食用莼菜的历史十分悠久，早在《诗经·鲁颂·泮水》中就有："思乐泮水，薄采其茆。"句中的茆指的就是莼菜。作为西湖名产之一，莼菜多丁嫩时采收，作为蔬菜食用，口感柔滑宜人。莼菜不仅美味，还有独特的食疗作用，它味甘性寒，归肝、脾经，具有清热解毒、和中下气、利水消肿的功效。

1. 清热解毒

莼菜具有良好的清热解毒作用，清代医家吴仪洛就在《本草从新》中记载其可以"疗诸肿毒并诸疮"。清代医家王孟英在《随息居饮食谱》中的记述："一切痈疽，莼菜捣敷，未成即消，已成即毒即散。"句中的痈疽是指发生于体表的化脓性疾患，多属热毒证，临床可以见到未成脓或已成脓等情况。这里介绍的用莼菜捣烂敷患处的办法，对于未成脓和已成脓这两种情况均有一定的治疗效果，即原句所说的"未成即消，已成即毒即散"。这个小方法成本低、安全性高且易于操作，有需要的朋友可以尝试一下。

2. 和中下气，利水消肿

莼菜还可以和中下气，中指的是中焦脾胃。莼菜可用于调养胃气上逆的呕吐以及脾胃虚弱饮食不下等疾患。有趣的是，参看多位医家的记录之后，我们可以发现，使用莼菜和中下气时，一般常和鲫鱼、石首鱼这些鱼类食物搭配。如唐代医家孟诜在《食疗本草》中记载："和鲫鱼作羹，下气止呕。"元代医家李鹏飞在《三元参赞延寿书》中记载："石首鱼和莼菜作羹，开胃益气。"另外，宋代唐慎微的《证类本草》以及明代李梴的《医学入门》等医书中也有类似的记载。鲫鱼可以健脾利湿，石首鱼则有开胃益气、明目下气的功效。莼菜与之相搭配，可以起到更好的调养脾胃的效果。

另外，莼菜还具有一定的利水消肿作用。《随息居饮食谱》中就提到莼菜可以"逐水治疸"，即通过利水来治疗黄疸水肿。《本草从新》中也提到了莼菜"逐水"这一作用。

食用莼菜也有一定的注意事项，清代医家沈穆在《本草洞诠》中提醒我们："温病后脾弱不能磨化者，食之多死。"温病是指由温热病邪所引起的，以热象偏重易化燥伤阴为特征的一类急性外感热病。若是受温病影响，脾胃消化功能尚未恢复的患者就先不要吃莼菜了，否则可能导致严重的后果。元代医家贾铭在《饮食须知》里写道："时病后勿食。"《随息居饮食谱》中也有提到："时病忌之。"此处的时病是指时行病，也称时令病、时气病，是由外感疠气所

引起的具有强烈传染性和流行性的一类疾病的统称，此类疾病患者也应当忌食
莼菜。

二十、蕨菜

主要性能　甘，寒。归肝、脾、胃、大肠经。
功　　效　清热利湿。

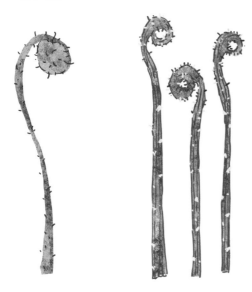

　　蕨菜为凤尾科植物蕨，又叫蕨儿菜、拳头菜等。明代医家李时珍在《本草
纲目》中有载："蕨，处处山中有之。二三月生芽，拳曲状如小儿拳。长则展开
如凤尾，高三四尺。"从中我们不难猜出，拳头菜这个别称是从它形状的角度命
名的。我国食用蕨菜的历史十分悠久，《诗经》云："陟坡南山，言采其蕨。"这
里其实有一个历史背景：商朝灭亡后，孤竹君之子伯夷和叔齐二人发誓不吃周
朝的粮食，他们躲进首阳山中，采摘蕨、薇以充饥，最后双双饿死于山中。后
来民间就把采蕨、薇作为清高隐逸的象征。蕨菜性寒味甘，归肝、脾、胃、大
肠经，具有清热利湿的功效。

1. 清热利湿

　　蕨菜甘寒，可以清热利湿，明代医家陈嘉谟《本草蒙筌》中记载："寒能去
暴热，甘以利小便。气壅经络者旋驱，毒延筋骨者易去。"很好地概括了蕨菜的
作用特点。宋代医书《圣济总录》中记载了这样一则小方，将蕨菜用于痢疾的

治疗："治产后痢疾，春蕨散方：上取新生蕨菜，不限多少，阴干为细散，每日空心陈米饮调下三钱匕。"我们可以取适量新鲜的蕨菜，阴干后研磨成细粉状，在每天空腹的时候，用陈旧的米熬的米饮送服3g即可。另外，蕨菜花也可以用于治疗疾病，陈嘉谟在《本草蒙筌》中也记载了："花留年久，能治脱肛，研细敷之，即时收涩。"对湿热下注型的脱肛，用贮存一年以上的蕨菜花可以起到辅助治疗的效果，具体方法如下：将蕨菜花研磨成粉末状，敷于患处。

2. 性冷寒滑，不宜多食

清代医家张璐在《本经逢原》中记载："蕨性寒滑，不可生食，《搜神记》言有甲士折蕨食之，觉心中怏怏成疾，后吐一小蛇，渐干成蕨。孙真人云：久食成瘕，信与前说相符耳。"翻译成现代语言是说：蕨菜性寒冷滑利，不可生食。《搜神记》里有一个甲士折下蕨菜生吃后，觉得胸中很不爽快，后来吐出了一个形状似蛇的呕吐物，等晾干后一看，发现就是先前吃下去的蕨菜。孙思邈所言久食成瘕，《搜神记》中的这个故事与之相符。瘕为中医病名，指聚散无常，痛无定处的腹中结块。这个故事虽然有些夸张的成分，但无论如何，蕨菜不可生食这一点值得我们警惕。

李时珍在《本草纲目》中，经多方求证后明言："蕨之无益，为其性冷而滑，能利水道，泄阳气，降而不升，耗人真元也。"食用蕨菜对身体是没有什么补益效果的，只因其药性冷而滑，所以具有清热解毒、除湿、利水、降气之功。究其根本，是以其自身寒滑之性攻身体之邪，少量食用以治疗疾病尚可，过多食用的话易损耗人体元气。不仅仅是《本草纲目》，陈嘉谟在《本草蒙筌》中也明确写道："但衰阳事落发，仍瘘脚膝昏眸。"并告诫道："切勿过餐，甚非良物。"此外，《食疗本草》《本草从新》《本草选》《饮膳正要》《寿世传真》等医书也有类似的记述，朋友们不可不察！

综上所述，我们可知蕨菜的主要功效应是清热利湿，其性冷寒滑，故而多食易损人元气。但正如《本草纲目》所言："然饥人濒死，赖蕨延活，又不无济世之功。"在物质条件匮乏的古代，平民百姓若是遇到天灾或者战乱，无粮食果腹之时，野地里生长的蕨菜又给他们带来了生的希望。

二十一、马齿苋

主要性能 酸，寒；归肝、大肠经。
功　　效 清热，散血，除湿，凉血。

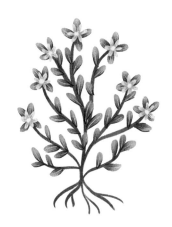

马齿苋为马齿苋科植物马齿苋的茎叶。《本草图经》中记载，马齿苋，其叶青，梗赤，花黄，根白，子黑，五色对应五行（木、火、土、金、水），故又名五行草。马齿苋还有一别称，名为"长命菜"，这并不是说人吃之后可以益寿延年，而是说其生命力之顽强，夏季干旱炎热之时，其余植物大多暴晒干枯而死，其仍旧存活，就算将其连根拔起，也难以晒干，需焯后才可。

1. 清热，散血

马齿苋性寒，所以可清热解毒。身体某部位出现红肿热痛，这通常是由于热邪引起的，并且常有瘀滞。马齿苋清热之时，也具有散血消肿之功，由此可用于治疗痈肿疔疮等病证。《太平圣惠方》中记载马齿苋有治疗阴肿大如升的方子，文中阴肿指的是由风热客于肾经，留于下阴，肾虚不能宣散造成的，具体方法就是直接将马齿苋捣烂取汁涂于患处，由此说明马齿苋消肿功能之效。《本草纲目》也有记载："马齿苋粥，治痹消肿。"

孙思邈充分运用其功效，在《备急千金要方》中记载有多首含有马齿苋的药方，如用来治疗长时间不痊愈的痈肿一方，原文为："治痈久不瘥方，右用马齿菜捣汁，煎以傅之。"就是将马齿苋捣烂出汁，煎热后放凉，直接敷于患处。另外，《本草纲目》转引了《濒湖方》中记载的治疗肛门肿痛的小方："肛门肿痛：马齿苋叶、三叶酸草等分，煎汤熏洗，一日二次，有效。"即用相同剂量的马齿苋叶、三叶酸草，煎汤熏洗，一日两次，可起到一定的治疗效果。

2. 除湿，凉血

马齿苋不仅可以清热，还有除湿之功。《本草纲目》中转载崔元亮《海上集验方》用马齿苋治疗赤白带下的方子，为："赤白带下，不问老、稚、孕妇悉可服：取马齿苋（捣绞汁）三大合，和鸡子白二枚。先温令热，乃下苋汁，微温顿饮之。不过再作即愈。"赤白带下指妇女带下，其色赤白相杂、味臭。白带本身应该是无色透明的，其红色为血块夹杂其中，其黏稠呈白色，多为热邪、湿邪共同作用所致，马齿苋可清热除湿。具体方法也就是将马齿苋进行捣绞，获取300mL汁液，然后取二枚鸡蛋的蛋清，温热，之后与马齿苋汁共同搅拌，加热至微温，一次饮完。此方不问老少皆可服用。

马齿苋还有凉血止痢的作用，其作为一种食材，其功用未见得有如此神效，但也确有一定疗效。《太平圣惠方》里就记载有治疗血痢的马齿苋粥方。方为："马齿菜二大握，切。粳米三合，折细。上以水和马齿菜煮粥，不着盐醋，空腹淡食一顿效。"也就是用马齿菜二大握（切段）、粳米450g（一合约重150g），加水煮粥，空腹食用，中途不要加任何盐醋等调料。

最后对马齿苋子稍加介绍，其味甘，性寒，归肝、大肠经，具有清肝、化湿、明目的功能。这里还需要提一下，食用马齿苋有一些注意事项，《本草经疏》中有言："凡脾胃虚寒，肠滑作泄者勿用；煎饵方中不得与鳖甲同入。"这点需要我们注意。

二十二、苋菜

| 主要性能 | 甘，凉。归大肠、小肠经。 |
| 功 效 | 清热，明目。 |

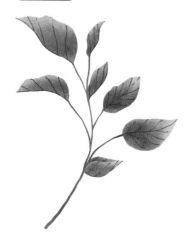
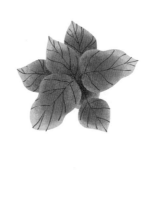

本品为苋科植物苋的茎叶，民间多称为苋菜。关于苋菜的名称由来，李时珍在《本草纲目》中记载了一个说法："苋之茎叶，皆高大而易见，故其字从见，指事也。"可见它很可能是因为茎叶高大易见而被人们称作苋菜的。苋菜作为清

甜可口的菜品，既可以炒食，也可以凉拌。它味甘性凉，归大肠、小肠经，具有清热、明目的功效。关于苋菜有哪些养生食疗的妙用？我们一起来了解一下。

1. 清热

寒凉性的食物皆有一定的清热作用，苋菜性凉，故也有清热作用。清代医家黄宫绣就在《本草求真》中记载："据诸书，无不皆言其性冷利，能治热结血痢蛊毒之症。"可见黄宫绣查阅多本医书，发现许多医家都认识到了苋菜的寒凉之性，并应用到了治疗多种热性疾病的临床实践当中。

清代医家吴仪洛《本草从新》中记载了一个苋菜的具体应用："治初痢。"即苋菜可用于治疗痢疾初起。痢疾是指以腹痛、里急后重、下痢赤白脓血为主症的一类病证，多因外感湿热疫毒之气引起，临床治疗多采用清热、解毒、化湿等方法。性寒凉的苋菜正可发挥其作用，可用于痢疾初起的辅助治疗。另外，清代医家龚自璋在《家用良方》中记载："产后下痢……如下痢赤白者，紫苋菜一握，切好煮汁，入粳米三合，同煮粥食之，立瘥。"大意是说：妇女产后患痢疾的话，如果是以下痢赤白脓血为主症，可以先取一把紫苋菜切好煮汁，再加入450g粳米一同煮粥，服完后立刻就能病愈。

2. 明目

苋菜还具有明目的作用，《随息居饮食谱》《冷庐医话》等书中记载了苋菜的这一特点。不仅如此，陆以湉在《冷庐医话》中还记录了一则医案："一人患头风痛，两目失明，遍求医治无效，偶过茶肆小憩，有乡人教以用十字路口及乡村屋旁野苋菜煎汤，入沙壶中乘热熏之，日行数次，如是半月复明。"这个医案中的患者通过野苋菜煎汤趁热熏目的办法就得以重见光明，或许有一定的运气成分，但这同时也说明了苋菜明目的作用不可小觑，值得现代研究人员进一步发掘，以探明机制，指导临床。

苋菜有几点食用禁忌需要大家注意一下，首先是孕妇不可食用苋菜，否则可能导致堕胎，这点在《产孕集》《竹林女科证治》等医书中有记载。另外，清代医家章穆在《调疾饮食辩》中有言："性则冷利，能滑肠破血，脾胃虚弱，下元不固，胎前及男妇血分素虚者，均忌之。"可见，苋菜性寒冷滑利，因此脾胃虚弱、肾虚不固、孕妇及素体血虚的人群均应忌食苋菜。

食用苋菜时，我们还应当牢记：苋菜不可与鳖同食，否则极易患上鳖瘕或鳖瘕。鳖瘕是指腹中有结块，像鳖的形状一样，用手推之不能移动。而鳖瘕与鳖癥的区别在于鳖瘕的结块用手推之可以移动。这一点在《食疗本草》《日用本草》《本卓求真》《本草通玄》《寿世保元》《医说》《本草蒙筌》等医书中均有记载，我们一定要牢记于心！

<h1 style="text-align:center">第三节　平性类蔬菜</h1>

一、白菜

主要性能　甘，平。归胃、膀胱经。
功　　效　通利肠胃，养胃和中，利小便。

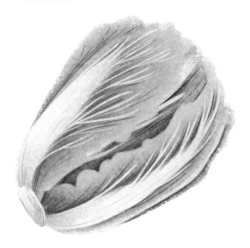

在冬日，特别是在北方，白菜是饭桌上较常见的食材，现在诸多地区还有囤白菜的习惯。白菜比较耐受寒凉，一般在春秋两季种植，《本草纲目·卷二十六·菘》中时珍曰："按：陆佃《埤雅》云：菘性凌冬晚凋，四时常见，有松之操，故曰菘。今俗谓之白菜，其色青白也。"另外，它还有产量大、易于储存、不易腐坏的优点。中医认为白菜味甘性平，最为常食，性利人，且清淡爽口。生活中我们在吃肥甘厚味之时，就可添些白菜，以平衡口感，可略缓滋腻。

1. 菘与白菜

本篇所言白菜为大白菜，为十字花科植物白菜的叶球，在某些医籍本草当中称为"菘"。在医籍当中菘菜并不能统一视为大白菜，有些则是指小白菜，需要细加比较区分。如在清代章穆所著的《调疾饮食辩》有载："菘又名白菜，又名黄芽菜，叶层层相裹，一株重一二斤，北方者可至十余斤……陶隐居曰：张仲景言甘草同菘菜食，令病不除。"此中所言，菘又名黄芽菜，其叶层层叠加相裹，一株重的可达十多斤，应为大白菜。而宋代寇宗奭在《本草衍义》中记载："张仲景《伤寒论》凡用甘草皆禁菘菜者，是此菘菜也。叶如芜菁，绿色差淡。其味微苦，叶嫩稍阔。"此中所描述的菘，其叶与芜菁（为十字花科芸薹属植物）相似，应为小白菜。《调疾饮食辩》与《本草衍义》两书中均有载"甘草忌菘菜"，《肘后备急方》中也有记载，参考其余本草医籍多言是仲景所述，而今版《伤寒论》中未见此句，料想在流传中部分内容遗失，但"甘草忌菘菜"应是无误。《本草纲目》中对菘菜进行了考证分类，但未对"甘草忌菘菜"作阐述。

综上所述，"仲景言甘草忌菘菜"并未考证是否出自《伤寒论》，此句中菘菜究竟是大白菜还是小白菜未有定论，但不论是大白菜还是小白菜，皆是味甘性平，略偏凉性，归于胃经，而甘草是中医药方中最常见的药材，应谨慎待之。

2.通利肠胃，养胃和中，利小便

民间有"白菜豆腐保平安"的说法，是因为白菜有通利肠胃、养胃和中、利小便的功效。中医认为脾为后天之本，脾与胃相表里，共同居于人体中焦（位于横膈膜以下，脐以上的部位），二者联系紧密，相互协调，共同完成消化吸收及营养的初步输布等功能。脾气主升胃气主降，为人体气机升降的中枢，影响全身气机的调节。《本草纲目》中有载："通利肠胃，除胸中烦，解酒渴（《别录》）。消食下气，治瘴气，止热气嗽。冬汁尤佳（萧炳）。和中，利大小便（宁原）。"可见白菜能通利肠胃，养胃和中，大便秘结者可多食用，炒菜熬汤皆可，以养胃气，使得肠胃通，胃气降，脾胃和。再有热结膀胱，小便不利者，因白菜归膀胱经，加之崔禹锡的《食经》云："味甘，少冷，无毒。"故可将白菜绞汁服用，以缓解症状。白菜还能解酒渴，遇醉酒者，也可以白菜绞汁内服。

虽是如此也应食之有度，李时珍曰："气虚胃冷人多食，恶心吐沫，气壮人则相宜。"可知脾胃虚寒、大便溏薄者应当慎服。

二、卷心菜

主要性能　甘，平。归胃、肾经。

功　效　益肾补虚，散结止痛，清利湿热。

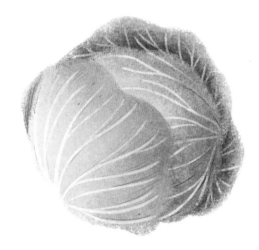

卷心菜为十字花科植物甘蓝的茎、叶。其基生叶广大，肉质厚，层层重叠成球状体，内部的叶呈白色，包在外部的叶呈淡绿色或灰绿色。

《本草纲目·卷十六·甘蓝》中记载："按胡洽居士云：河东、陇西羌胡多种食之，汉地少有。其叶长大而厚，煮食甘美。经冬不死，春亦有英。"由此可见，卷心菜是自西土传入中原，因此卷心菜又称西土蓝，俗称洋白菜；而东北地区因其形似人的脑袋，又称其为"大头菜"；古代医籍中多有称之为"甘蓝""蓝菜"者。

1. 益肾补虚

卷心菜与白菜同属十字花科植物，味道甘美，其功用甚至甚于白菜。《本草纲目》中载："久食，大益肾，填髓脑，利五脏六腑，利关节，通经络中结气，心下结伏气，明耳目，健人，少睡。益心力，壮筋骨。"从中可知，卷心菜具有益肾补虚的效果。

卷心菜归肾经，长期食用可益肾补虚，调和五脏六腑，针对虚损病证，有一定改善作用。中医认为肾为先天之本，在体合骨，生髓，而脑为髓之海，骨为髓之府。因此久食卷心菜，可利关节，壮筋骨，对阿尔茨海默病也有一定的治疗效果。另外，因腰为肾之府，肾气通于耳，故食用卷心菜可改善腰膝酸软、耳鸣等病症。万事过犹不及，过多食用，会致人少睡。药王孙思邈在《千金食治》中记载"子：甚治人多睡。"相对于甘蓝茎叶，子治多睡的效果应更佳。

2. 散结止痛，清利湿热

再者卷心菜还具有散结止痛、清利湿热的作用。卷心菜又归胃经，《食物本草》中言，卷心菜煮熟后腌制可去心结伏气，且对于上腹部气胀隐痛（隐隐作痛多为虚证），脾气虚所导致的食欲不振、腹胀等症状有一定的治疗作用。又见《证类本草》中记载："甘蓝，北人食之，去热黄也。"因此其对于湿热黄疸略有缓解作用，再就是其对于胃及十二指肠溃疡疼痛也有一定的改善作用。

需要注意的是，卷心菜与白菜虽同属十字花科植物，但胃有积滞者宜慎用；脾胃虚寒、泄泻者不宜多食；止痛宜用鲜品。

三、胡萝卜

主要性能 辛、甘，平。归肺、脾经。
功 效 健脾消食，补肝明目，清热解毒，下气止咳。

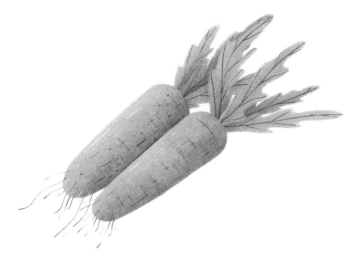

胡萝卜为伞形科植物胡萝卜的根，又称红芦菔，以肉质根作为蔬菜成为我们餐桌上的常客。它味辛甘而性平和，可入肺、脾两经，有健脾消食、补肝明目、清热解毒、下气止咳的功效。作为一种栽培历史达两千年以上，被称为"小人参"的胡萝卜，让我们一起探究隐藏在它背后的食疗秘诀。

1. 健脾消食

清代医家黄宫绣在《本草求真》中曾写道："因味辛则散，味甘则和，质重则降……故能宽中下气，而使肠胃之邪与之俱去也。"说明了胡萝卜能宽中下气，增强肠道的蠕动，进而清理我们的肠胃，以预防疾病的发生。胡萝卜有助于人体对食物的消化吸收，在肠道中就像推着肠胃邪气快速前进的士兵，促进邪气排出体外，使肠胃之邪不妨碍营养的吸收。就如同黄宫绣在《本草求真》

后面所写的那样："但书有言补中健食，非是中虚得此则补，中虚不食得此则健，实因邪去而中受其补益之谓耳！"大意是说：胡萝卜补中健食，并非是说脾胃虚弱时吃胡萝卜可以补、脾胃虚弱不思饮食时吃胡萝卜可以健胃，而是说胡萝卜将肠胃之邪气去除以后，更有利于人体消化吸收食物的营养，从而达到补益的效果。

2. 补肝明目

肝开窍于目，目作为肝的外候，是我们视物的重要器官。而肝虽然是调整我们机体气机的主要器官，但当它受到邪气的挑衅时，有时就会陷入"暴怒"，便调控着身体的气"追着"邪气四处乱窜。如此"暴力"的器官，平时还是静一点比较好，不然内耗过大的话，可能会导致肝血虚，继而眼睛视物不清，或者出现夜盲、眼干等症状。李时珍在《本草纲目》中如此形容胡萝卜："下气补中，利胸膈肠胃，安五脏，令人健食，有益无损。"另外，现代营养学研究表明，在人体内，胡萝卜中含有的胡萝卜素能转化成维生素A来防治夜盲症。

3. 清热解毒

胡萝卜虽归为平性类蔬菜，但其偏性相对而言是平性之中略微偏凉的，因此，它也能治疗一些皮肤的热毒类疾病，其中就可以用于麻疹和水痘的辅助治疗。医家萧步丹在《岭南采药录》中写道："凡出麻痘，始终以此煎水饮，能消热解毒，鲜用及晒干用均可。"说明了在我们长麻疹或水痘的时候用新鲜的或者晒干的胡萝卜煎水喝，有助于消解体内的热毒，从而达到一定的治疗效果。

4. 下气止咳

胡萝卜还有下气止咳的功效，在《岭南草药志》中阐述了胡萝卜能治疗百日咳的方子："治百日咳：红萝卜四两，红枣十二枚连核。以水三碗，煎成一碗，随意分服。连服十余次。"此方仅用胡萝卜和带核的红枣便能治疗百日咳。这说明中医有小方巧治病的方法，体现了中医食疗方简、便、验、廉的特点。

当然了，胡萝卜也不是吃得越多就越好，吃胡萝卜也要讲究一定的方法。吃太多的胡萝卜可能会使得胡萝卜素沉积在皮肤，让皮肤变黄。胡萝卜也不能与酒一起食用，因为酒精会溶解胡萝卜素，使得胡萝卜素大量吸收进入体内导致肝脏损伤。这些都要在食用胡萝卜的时候应多多注意，所以在此节的最后特别强调。

四、木耳

主要性能 甘，平。归脾、肺、大肠经。
功　　效 补气养血，润肺止咳，滑肠疗痔。

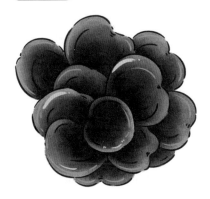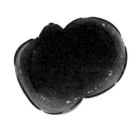

木耳为真菌类木耳科植物木耳的子实体，是我国重要的食用菌。它味甘性平，可入脾、肺、大肠经，具有补气养血、润肺止咳、滑肠疗痔的功效。

1. 补气养血

温病四大家之一的王孟英在《随息居饮食谱》中记载木耳可以"补气，耐饥，活血"。现代营养学研究表明，木耳含有较多的铁、钙以及维生素，能养血驻颜，使人面色红润，容光焕发，是良好的补血之品。我们可在日常生活中适量食用木耳来防治贫血。

木耳略有活血作用，其补益的作用也有利于溃烂疮面的愈合，清代医家王清任在《医林改错》中记载了一个治溃烂诸疮的外用小方——木耳散，即"木耳一两，焙干，研末。白砂糖一两。和匀。以温水浸如糊，敷之缚之"。现代可取焙干的木耳约40g，研成细末后，加入约40g白砂糖和匀，再用温水将其调成糊状，敷于患处，并取纱布包裹即可。王清任还特地强调："治溃烂诸疮，效不可言，不可轻视此方。"足可见木耳散确实有确切的治疗效果，值得推广应用。

2. 润肺止咳

木耳可以润肺止咳，多用于肺虚引起的久咳、咯血、吐血、衄血等症状。肺喜润恶燥，又为娇脏，易受燥邪侵袭，损伤肺之络脉而引发咯血、衄血等病症；燥邪又极易耗伤津液，肺之津液被蒸灼成痰，日久可见哮喘、痰液浓稠等症状。木耳入肺经，能止血润燥，生津止咳，是肺虚、肺燥人群的食疗佳品。

3. 滑肠疗痔

民间流传说木耳能滑肠，是指木耳可将肠道中的脏东西从其中"刮出"，起到清理肠道的作用，对各类痔疮均有一定的疗效。李时珍在《本草纲目·卷二十八·木耳》中转引《食性本草》云："一人患痔，诸药不效，用木耳煮羹食之而愈，极验。"可见这位患者服用木耳羹治疗痔疮取得了良好的效果。清代医家吴仪洛也在《本草从新》中记载："治五痔及一切血证。"饱受痔疮困扰的朋友可以多食用木耳。

其实木耳不仅能清理肠道，它还能让大便的质地变得润软，这和木耳味甘能润能补的关系密不可分，肠燥便秘的人群适当多食用一些木耳可以缓解大便干燥的症状。现代研究表明，木耳中含有丰富的纤维素，食用木耳既可以促进胃肠道的蠕动，预防便秘，又能加速肠道对高脂肪食物的排泄，减少人体对脂肪的吸收。

介绍完了木耳，顺带说说和它形状相似，颜色相反的银耳。我们日常生活中常说的银耳，是银耳科植物银耳的子实体，有白木耳、雪耳等别名，它与木耳一样，都属于食用菌类。银耳味甘性平，有滋阴润肺、益胃生津、止血等功效，与木耳相比还是有所不同的。

最后，需要提醒大家的是：虚寒泄泻的人以及脾虚便溏的患者食用木耳需慎重，以免加重病情。

五、香菇

主要性能 甘，平。归肝、胃经。

功　效 健脾开胃，扶正补虚，破血治风。

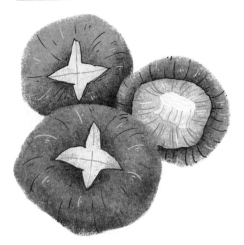

本品古称香蕈，是我国非常著名的食用菌之一，同时它也可以作为药用菌应用于人们防病治病的医疗实践当中。香菇肉质肥厚，食之味道鲜美，且具有独特的香气。它味甘性平，归肝、胃经，有健脾开胃、扶正补虚、破血治风的功效，具有药用及营养保健价值。现在市场上有香菇罐头、香菇脯、香菇酱等诸多香菇制品，可供大家选用。

1. 健脾开胃

香菇具有健脾开胃的作用。被誉为温病四大家之一的王孟英在《随息居饮食谱》中便提到香菇"甘平开胃"，清代医家张璐在《本经逢原》中言香菇"大益胃气"，清代《得配本草》言香菇可以"醒脾益气"，名医徐大椿在《药性切用》中记载香菇"大益胃气"，旴江医派代表人物之一黄宫绣在《本草求真》中也有香菇"大能益胃助食"的记载。由此可见，脾胃虚弱经常没有胃口的人群，可在日常生活中适当食用些香菇，既能补益脾胃，又能促进食欲。

不过黄宫绣也提醒我们："然此性极滞濡，中虚服之有益，中寒与滞食之不无滋害。"此句中的"中"是指中焦脾胃，因此这句话翻译成现代语言大意是：香菇的性极为滞濡，脾胃虚弱的人群服用香菇是有益处的，但是脾胃有寒或者是体内有实邪积滞的人群，食用香菇是有害于身体的。这点需要我们注意。对于脾胃有寒的人群，清代医家赵学敏在《本草纲目拾遗》中的记述给我们提供了一个思路："凡香蕈感阴湿之气而成，善发冷气，多和生姜食乃良。"即吃香菇时可以和生姜搭配，以此来中和香菇对脾胃有寒人群的不利影响。

2. 扶正补虚

香菇还具有扶正补虚的作用。元代医家吴瑞在《日用本草》中记载香菇"主益气不饥"，即食用香菇既能饱腹，又能达到补气的效果。在《寿世编》中也提到了香菇"益气不饥"这一作用。

关于香菇扶正补虚的食疗方，明代医家李梴在《医学入门》中有载："腰子汤：治产后蓐劳，虚羸喘促，寒热如疟，肢痛面黄。用猪腰子一枚，香蕈、葱白、芍药各一两，水煎温服。"此处一两约为现代用量的30g，用扶正补虚的香菇，搭配补肾益阴的猪腰子、散寒通阳的葱白以及养血敛阴的芍药，可起到良好的治疗效果。

3. 破血治风

除了健脾开胃和扶正补虚的作用外，《本草从新》《寿世传真》《本草撮要》《本草分经》《得配本草》等医书中，均有香菇可以破血治风的记载。因此，如果不幸患上血瘀类病证及风邪为患的疾病，可以适当多吃些香菇进行辅助治疗。

介绍完了香菇，我们顺带说一下和香菇在名称及功用方面有一定相似性的猴头菇。猴头菇又名猴菇、猴头菌，是齿菌科猴头菇属真菌，它味甘性平，具有利五脏、助消化的作用。现代营养学研究表明，猴头菇具有抗炎、抗溃疡、抗肿瘤、抗氧化、降血糖等作用，具有极高的营养保健价值。

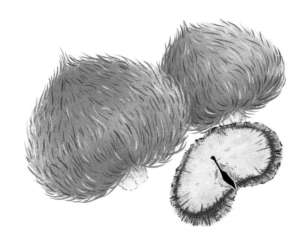

六、莲子

主要性能 甘、涩，平。归脾、肾、心经。
功　　效 固精止带，补脾止泻，益肾养心。

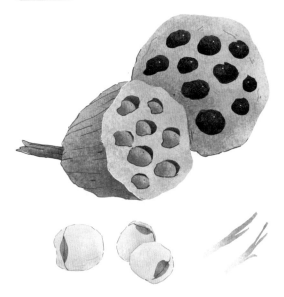

就如同梅兰竹菊一样，国人对于莲的情结同样也历史悠久、源远流长。历朝历代赞颂莲花的诗词也多如繁星，对其寄寓众多。汉代《尔雅》中就对莲有具体的描写，为"荷，芙蕖，其茎茄，其叶蕸，其本蔤，其华菡萏，其实莲，其根藕，其中菂，菂中薏"。句中"菂"指的就是莲子。

莲子就是睡莲科植物莲的成熟种子，我们应该对此并不陌生。不管是银耳莲子汤，还是甘甜的莲子粥，都是我们餐桌上熟悉的佳肴美味。"采莲南塘秋，莲花过人头"。入秋时节莲子上市，正值食用莲子之时。此外，莲子也具有极高的药用价值，在《神农本草经》中就将莲子列为"上品"。述其功效有"补中养神，益气力，除百疾。久服轻身耐老，不饥延年"。历代医药典籍对此多有记载，在李时珍的《本草纲目》中对莲子的功效做了总结，称其"交心肾，浓肠胃，固精气，强筋骨，补虚损，利耳目，除寒湿，止脾泄久痢，赤白浊，女人带下崩中"。而现代药理研究也证实，莲子有镇静、强心、改善更年期症状、延缓衰老等多种作用。

1. 固精止带

莲子味涩，涩味能收敛固涩止带，加之其入肾经故能益肾固精。对于肾虚精关不固之遗精、滑精等症状有一定的疗效。清代医家黄元御的药学专著《玉楸药解》中提到："莲子甘平，甚益脾胃，而固涩之性，最宜滑泄之家，遗精便溏，极有良效。"也证实了莲子能固精止带的功用。在明代董宿的《奇效良方》中记载有莲肉散一方，为："莲肉、益智、龙骨（五色者）各等分。上为细末。每服二钱，空心用清米饮调下。"也就是取相同剂量的莲肉、益智、五色龙骨，研磨为粉末和匀，每次服用6g，用清米汤空腹调下。这对小便白浊、梦遗泄精等症具有一定的治疗效果。

2. 补脾止泻

莲子味甘，甘能滋养补虚，故可滋补脾胃，而涩味能止泻，所以莲子可补益脾气，又能涩肠止泻，对于脾虚久泻、食欲不振者皆有一定的疗效。清代医家王孟英的《王氏医案》写道："莲子最补胃气而镇虚逆，若反胃由于胃虚而气冲不纳者，但日以干莲子细嚼而咽之，胜于他药多矣。凡胃气薄弱者，常服玉芝丸，能令人肥健。至痢证噤口，皆是热邪伤其胃中清和之气，故以黄连苦泄其邪，即仗莲子甘镇其胃。今肆中石莲皆伪，味苦反能伤胃，切不可用。惟鲜莲子煎之清香不浑，镇胃之功独胜。如无鲜莲则干莲亦可用。"表明因胃虚所致的反胃用莲子胜于用其他药，而鲜莲子的效果高于干莲子，其服用方法多为直接咀嚼咽服或煎服。此外，明代医家缪希雍撰的《神农本草经疏》中提出："鲜莲肉一两，黄连五钱，人参五钱。水煎浓，细细与呷，服完思食便瘥。"也就是用鲜莲肉30g、黄连15g、人参15g，水煎取浓汁，小口慢慢服下，可用于治疗下痢饮食不入。而清代尤乘的《寿世青编》记载有药膳莲肉糕："莲肉糕，治病后胃弱，不消水谷。莲肉、粳米各炒四两，茯苓二两共为末，砂糖调和，每用两许，白汤送下。"同样可用于那些病后脾胃虚弱所致的少食、便溏或泄泻等症状。其做法为将莲子洗净去心剩莲肉，然后把莲肉、粳米各炒120g，再取茯苓60g，共同研磨为细末，加适量砂糖和匀。最后可加适量水，蒸熟，制成糕点；也可每次取30g左右，用米汤调和服下。

3. 益肾养心

莲子甘平，入于心肾，能养心血，益肾气，交通心肾而有安神之功，治心肾不交之虚烦、心悸、失眠。明代李时珍的《本草纲目》中言："莲之味甘气温而性啬，禀清芳之气，得稼穑之味，乃脾之果也……土为元气之母，母气既和，津液相成，神乃自生，久视耐老，此其权舆也。昔人治心肾不交，劳伤白浊，有清心莲子饮；补心肾，益精血，有瑞莲丸，皆得此理。"心主神，神全可以益精；肾主精，积精可以全神。以此做到心肾相交从而达到养心安神之效。

最后提醒大家一句，莲子作为食物，在餐桌也不少见，但是对于腹部胀闷不适及大便燥结者，还是少吃为妙。

七、葫芦

主要性能　甘、淡，平。归脾、肾经。
功　效　利水消肿，利尿通淋。

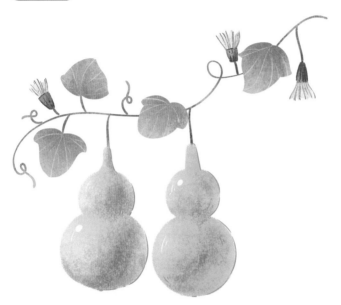

葫芦为葫芦科植物葫芦（瓢瓜）的果实，有蒲芦、壶卢等别称，在我国大部分地区均有栽培。古代本草多以壶卢为正名，明代医家李时珍在《本草纲目·卷二十八·壶卢》中有言："壶，酒器也；卢，饭器也。此物各象其形，又可为酒饭之器，因以名之。"葫芦味甘、淡，性平，可归脾、肾二经，具有利水消肿、利尿通淋的功效。

1. 利水消肿

葫芦可以利水消肿，用于治疗水肿腹胀等疾病。清代医家陈其瑞在《本草撮要》中就记载："壶卢……功专利水通小便，治腹胀黄肿。"他还记录了一个食疗小方："以亚腰壶卢，连子烧存性，每服一个，食前温酒或白汤下，十余日必愈。"这里的"亚腰"是形容中间细两头粗的样子，"亚腰壶卢"就是中间细两头粗的葫芦;"烧存性"是中药炮制的方法之一,简言之就是将药品烧至外部焦黑内部焦黄,使药物表面部分炭化,里层部分还保留着原有的气味。陈其瑞言"十余日必愈"体现了他对这个食疗小方疗效的自信,有需要的朋友可以试一试。

2. 利尿通淋

葫芦还可利尿通淋。中医认为,肾与膀胱共同调节人体尿液的生成与排泄,津液代谢时,人体的津液通过三焦水道运输至膀胱,之后在肾的蒸腾气化作用下,清者上输于肺,通过肺气的宣降使之输布于全身;浊者生成尿液,贮藏于膀胱。当肾与膀胱功能失调时,就容易出现现代常说的泌尿系统疾病,淋证就是其中的一种。淋证是以小便频急,淋沥不尽,尿道涩痛,小腹拘急,或痛引腰腹为主要临床表现的一种病证,其病机主要为湿热蕴结下焦,导致肾与膀胱气化不利。历代医家在治疗淋证的过程中,探索出葫芦对此病证有一定的治疗效果,如清代医家王孟英在《随息居饮食谱》中就有葫芦可以"治五淋"的记载。

简单介绍下五淋,一般有两种说法:第一种是说,五淋指石淋、膏淋、劳淋、气淋、热淋,唐代孙思邈的《备急千金要方》及唐代王焘的《外台秘要》均是这种说法;第二种是说,五淋指石淋、膏淋、劳淋、气淋、血淋,南宋严用和的《济生方》是这种说法。上述两种说法的差异仅在血淋与热淋的有无,现代临床而言,这六种淋证都很常见:尿中夹有砂石,小便艰涩,或突发一侧腰腹部绞痛难忍,尿中带血,或突然排尿中断,尿道疼痛者多属石淋;小便浑浊若米泔水样或淋出如脂涩痛不甚者多为膏淋;小便不甚赤涩,但淋沥不已,遇劳加重者多属劳淋;小便艰涩,淋沥不畅或尿频、尿急、尿不尽者多属气淋;小便带有血色或夹有血块者多属血淋;小便频急短涩,尿道灼热刺痛,尿色黄赤,少腹部拘急胀痛者多属热淋。葫芦对各种淋证均有一定的食疗作用,故饱受淋证困扰者可以在日常生活中用葫芦进行辅助治疗。

八、土豆

主要性能 甘,平。归脾、胃、大肠经。

功　效 和胃健中,解毒消肿。

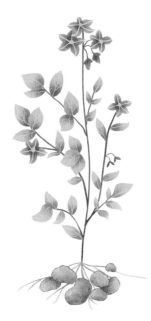

    土豆为茄科植物马铃薯的块茎，最早其实不叫土豆，因属于外来物种，又外形与山芋相像，并与芋头味道类似，所以一开始被称作洋芋。土豆多为椭圆形，大小不一，表皮薄且会有一些芽眼在表皮上。

    说起土豆，清代吴其濬在《植物名实图考》中就有记载，书中有文："阳芋，黔滇有之，绿茎青叶，叶大小、疏密、长圆形状不一，根多白须，下结圆实，压其茎则根实，繁如番薯，茎长则柔弱如蔓，盖即黄独也。疗饥救荒，贫民之储，秋时根肥连缀，味似芋而甘，似薯而淡，羹臛煨灼，无不宜之。"阳芋是土豆的别称，之前主要存在于云贵一带，土豆产量高，淀粉含量丰富，正可用来缓解民众饥荒，以及做储备粮；在秋天之时土豆就会长得很肥美，像芋头一样味甘，像薯一样味淡，而且各种烹饪方法都适宜。

1. 和胃健中

    上面提到土豆味甘淡，《黄帝内经》言："甘生脾。"意思就是味甘的食物（药物）能够补益脾气，脾气有运化水谷精微和升举脏腑之功。而土豆属于这一类味甘的食物，它本身能够补益脾胃。并且，土豆本身偏性较为平和，没有偏热或者偏寒的倾向，这样我们在食用的时候也不容易伤及脾胃之气，如此就是土豆可以和胃健中的众多原因之一。

    医家李时珍在《本草纲目》中也有记载："煮熟食之，甘美不饥，浓人肠胃，去热嗽（藏器）。"大意就是土豆煮熟后食用，味道甘美且能消除饥饿，补养人体肠胃，明确地提出了土豆具有补养肠胃之用。其中提及土豆有去热咳的作用，由此我们可知，土豆虽然总体性平和，但稍有寒性，可清热，治疗虚热内伤咳嗽；同样其也可用于虚热胃痛的治疗。

2. 解毒消肿

土豆不仅具有和胃健中的功能来补益身体，还具有解毒消肿的功用。李时珍在《本草纲目》上明确记载了土豆的主治为："解诸药毒，生研水服，当吐出恶物便止。"也就是说土豆可以用来解药物中毒，寻其意也就是我们平常所说的食物中毒了，而其方法是：将生土豆研磨成末，以水送服，直至吐出胃内容物，这时便可以停下了。该方应是古时的催吐之法了。配合土豆本身健脾和胃的功能，或可使恶物吐出来之后，人体的脾胃功能也不会受到太大的损伤，可见古人的智慧！

土豆不仅可以解毒，还可以外用来消肿，缓解疼痛，治疗跌打损伤。清代汪昂在《本草易读》上记载说："打伤肿痛，为末酒下。"也就是说，若是遇到跌打损伤致使身体局部红肿疼痛，可将土豆碾成末，配酒服下，达到活血消肿的效果。受伤的部位红肿，可以用土豆末消肿，并且配合酒行气活血的功能，以此缓解跌打损伤的症状。《本草易读》中，汪昂还记载有一个方子，为"临杖预服，为末，临时服三五钱，则杖不甚痛"。原文大意是要受杖刑的时候可以预先服用9～15g的土豆末，等到杖打的时候就不会那么痛了。虽然方之效果多有夸大不信之处，但这也佐证了汪昂所言土豆具有止痛生肌、消肿收湿的功效。

明代龚廷贤在其所著《寿世保元》中言其能治黄疸，载："露珠饮，露珠即土豆，形如姜，捣烂，取汁半碗，温服立效。"原文大意为：土豆，形状像姜一样，将其捣烂取汁，半碗左右，加热后温服就可。黄疸多为湿热所致，此方体现出土豆清热利湿之功。龚廷贤在他所著的其他两本书《济世全书》《鲁府禁方》中都明确提及露珠饮的方子，由此可看出此医家对该方的重视。

土豆虽然是日常好吃又好用的一味食材，但需要注意的是，发了芽的土豆会产生一种有毒的生物碱，误食会导致人体中毒，故禁止食用！

九、芋头

主要性能　辛、甘，平。归胃经。
功　效　健脾益胃，补虚健体，散结消肿，解毒。

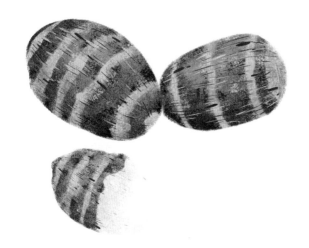

芋头为天南星科芋属芋的根茎。它味辛甘，性平，可入胃经，具有健脾益胃、补虚健体、散结消肿、解毒的功效。温病四大家之一的王孟英在《随息居饮食谱》中记载："煮熟甘滑利胎，补虚涤垢，可荤可素，亦可充粮。"元代医家忽思慧在《饮膳正要》中也写道："宽肠胃，充肌肤，滑中。"

1. 健脾益胃，补虚健体

在中医的观念中，脾为后天之本，气血生化之源，且脾与胃相表里，脾主阴在里，主要功能是运化食物并吸收其中的精微物质；胃主阳在表，主要功能是容纳和腐熟食物以便脾吸收食物中的精微物质。若脾运化功能失司，胃的容纳功能失调，则会导致人不欲饮食，食少纳呆，日久便使人精神不振，形体消瘦。脾胃又主司肌肉的生长发育，若脾胃虚弱无法为肌肉提供精微物质，人便会变得痿软无力，肌肉瘦小。而芋头可以健脾益胃，继而补益气血，强身健体，使得肌肉丰满有力。日常生活中，将芋头与肉一起熬煮成羹，补益作用极佳，蒸煮熟后直接食用，有疗热止渴之功效。妇女在怀孕期间适当多吃些芋头，对养护胎儿也有一定的好处。

2. 散结消肿，解毒

芋头不仅可以食用，还可以和其他药物外敷，达到消肿散结、提脓去腐的效果，这与芋头归属胃经、可以生肌长肉之功效的关系密不可分。在清代医家鲍相璈编写的中医方书《验方新编》中记载："治一切无名肿毒及诸毒：生芋头一个，独核肥皂一个，葱白七个。同捣烂敷之，如干即换。"使用这个方法一周过后，如果患处是没有成脓的，那么肿毒应该已经消散了；如果患处已经成脓，那么等到略出脓血之后，便会痊愈。

　　需要注意的是，暴饮暴食以及食用一些不干净的食物所引起的不欲饮食和食少纳呆，这类饮食不节所导致的脾胃功能紊乱，并不是脾胃虚弱所致，此时食用芋头反而会加重病情。另外，生芋头有毒，不可食用，但是可以捣碎外敷使用。《寿世传真》一书评价芋头时有言："忌多食，难克化，滞气困脾。"《本草衍义》中也提到："多食滞气困脾。"可见芋头虽能健脾，若食用过量难以消化则亦可伤脾，从而可能引发腹胀、腹泻等不适症状，正所谓万事不可过多，合适即可。

十、甘薯

主要性能　甘，平。归脾、肾、大肠经。
功　　效　补脾益肾，生津润燥，通利大便。

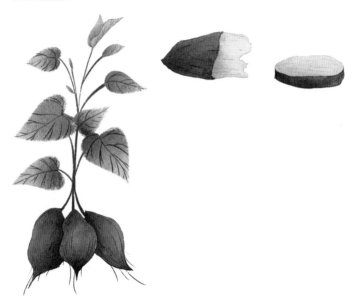

　　甘薯为旋花科植物甘薯的块根，有红薯、甜薯、番薯、红山药等别名，在我国各地均有栽培。它耐干旱且产量高，是重要的食物及经济作物，深受百姓喜爱。甘薯味甘性平，归脾、肾、大肠经，具有补脾益肾、生津润燥、通利大便的功效。

1. 补脾益肾

　　清代医家吴仪洛在《本草从新》中言甘薯："补虚乏，益气力，健脾胃，强肾阴。"清代医家章穆在《调疾饮食辩》中记载："味甘美，性能健脾胃，补虚乏，强肾阴。"温病学家王孟英也在《随息居饮食谱》中说道："甘薯……煎食补脾胃，益气力，御风寒，益颜色……切碎同米煮粥食，味美益人。"我们日常煮米粥时，可以切几块甘薯放入同煮，既能使粥更加美味，又可补益人体。

2. 生津润燥

甘薯有不错的生津润燥效果，可广泛用于防治津液亏损类疾病。清代医家赵学敏就提到可用甘薯治疗小儿疳积，他在《本草纲目拾遗》中写道："小儿疳积。疳者，干也……其病由于哺食干燥之品，嗜啖肥厚之物，妄服峻利之药，以致津液干涸，延而成疳。此薯最能润燥生津，安神养胃，使常服之，则旧积化而疳愈矣。"

3. 通利大便

甘薯还有一定通利大便的作用，多煮食或烤熟食用，用于大便秘结的辅助治疗。名医彭子益在《圆运动的古中医学》中就有用甘薯治疗小儿便秘的记载："小儿大便结燥，菠菜或青菜或红薯黑豆煎浓汤服以润之。"常受便秘困扰者可以适当多吃些甘薯进行食疗。

需要提醒大家的是，甘薯在我国某些地区俗名为地瓜，而另有一种食物——豆薯，也有地瓜这个别名。豆薯为豆科豆薯属草质缠绕藤本植物，它味甘性凉，具有清热生津和解酒毒等功用，其实这是和甘薯不同的另一种食物，读者朋友应当加以区分。

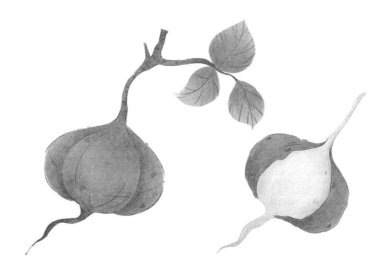

甘薯虽好，也不是人人都适合，《本草纲目拾遗》中就提到："中满者不宜多食，能壅气。"清代医家徐大椿在《药性切用》中也提到："甘薯……尤能滞气，多食损人。"可见甘薯吃多后可能会壅气，平时食用应当适量，腹部胀满的人群尤其应当注意不宜多食。

十一、山药

主要性能 甘，平。归肺、脾、肾经。
功效 健脾益胃，补肾固精。

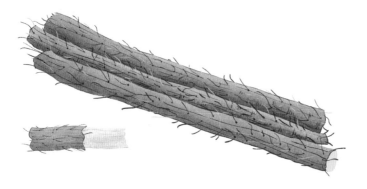

山药为薯蓣科植物薯蓣的干燥根茎，它味甘性平，可入肺、脾、肾三经，具有健脾益胃、补肾固精的功效。我国食用山药的历史十分悠久，最早见于《卫国志》的记载：卫桓公在公元前374年向周王室进贡时，就献上了怀庆府（今河南焦作地区）出产的山药。我国现存最早的中药学专著《神农本草经》将山药列为上品，并称其"主伤中，补虚羸，除寒热邪气，补中，益气力，长肌肉。久服耳目聪明，轻身，不饥，延年。"可见山药具有很高的药用及食用价值。

山药可以炒菜吃，也可以用作煲汤、煮粥的原料，还可以经加工后制作成美味的点心。民间有这样一条谚语："五谷不收也无患，只要二亩山药蛋。"足以见得山药在百姓心目当中的地位之高！

1. 健脾益胃

山药可以健脾益胃。脾为后天之本，主运化水谷精微物质；胃与脾相表里，主受纳腐熟食物，将食物消化后以便于脾的运化。脾胃提供的营养物质正好为人体的生长发育提供了有利的条件。脾胃调者则机体富有光泽，丰满有力；脾胃虚者则身体枯瘦无力，可能还伴有饮食不振、疲惫不堪、泄泻便溏等表现。

山药正可补益脾胃，能治疗脾胃虚弱引起的食少纳呆、久泻不止、泄泻便溏等。清代名医吴仪洛便在《本草从新》中记载山药："固肠胃，止泻痢。"名医张锡纯认为："惟山药脾肾双补，在上能清，在下能固，利小便而止大便，真良药也。且又为寻常服食之物，以之作粥，少加沙糖调和，小儿必喜食之。"可见他也十分推崇山药的食疗作用。

2. 补肾固精

肾是中医理论中的先天之本，肾内蕴藏着人的元气，是人体最重要的精气来源，若肾虚则可出现头晕眼花、腰膝酸软无力、思维迟钝等，且肾阳又能蒸腾气化小便，使得小便得以正常排出，若肾阳不能正常蒸腾气化小便，则可能出现小便清长且便意频繁难以抑制等不适。山药不但可以补肾固精，还能固摄小便。温病四大家之一的王孟英在《随息居饮食谱》中这样评论山药："煎食补脾胃，调二便，强筋骨，丰肌体，辟雾露，清虚热。既可充粮，亦堪入馔。"

现如今，山药还多用于糖尿病患者的食疗。张锡纯有两个药方——滋膵饮、玉液汤，均是以大剂量的山药与黄芪同用治疗消渴病，他还在《医学衷中参西录》中说道："治消渴，曾拟有玉液汤，方中以怀山药为主，屡试有效。"名医的经验我们应当继承，糖尿病患者适当多吃些山药是非常有好处的。

山药有很多种类，常见的是我们平常食用的菜山药，它的药用价值不高，可作为我们平常的食物食用。药用山药可见河南焦作地区出产的怀山药，品质较佳。怀山药虽多为药用，但因其性质相对平和，平素身体虚弱的人群也可以时常食用。

值得一提的是，生山药补阴之力较强，米炒或麸炒过后的山药补中益气之力更佳，而土炒后的山药则多用于健脾止泻。

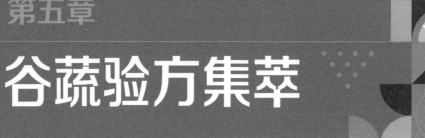

第五章

谷蔬验方集萃

第一节　五脏系统验方

一、肺系疾病验方

1. 治风寒感冒方（明·倪朱谟《本草汇言》）

组成：生姜五片、紫苏叶37.5g。
用法：水煎服。
适应证：风寒初期的头痛，恶寒发热等症状。

2. 治吐脓血方（明·缪希雍《神农本草经疏》）

组成：薏苡仁适量。
用法：薏苡仁淘净煮浓汤，一次喝完。
适应证：肺经被湿火所伤而吐脓血。

3. 治冷痰嗽方（明·倪朱谟《本草汇言》）

组成：生姜75g、饴糖37.5g。
用法：水三碗，煎至半碗，温和徐徐饮。
适应证：寒证痰嗽。

4. 治风热方（唐·孟诜《食疗本草》）

组成：生姜、生地黄、蜂蜜各适量。
用法：生姜、生地黄各捣出汁备用。用半个鸡蛋壳那么多的生姜汁，少量生地黄汁，一汤匙蜂蜜，用适量热水冲服，一次服完。

适应证：脾胃虚弱且外感风热、不思饮食。

5. 化痰丸（明·张时彻《摄生众妙方》）

组成：丝瓜、大枣各适量。

用法：大枣蒸熟取出枣肉。丝瓜烧至外部焦黑，内部焦黄，使药物表面部分炭化，研磨为细末。枣肉为丸，如弹子大。每服一丸，好酒下。

适应证：喘嗽属痰证者。

6. 治痰吼气喘方（明·兰茂《滇南本草》）

组成：冬瓜、生姜各适量。

用法：将冬瓜与生姜共同煎煮。

适应证：痰吼气喘。

7. 治痰热方（清·吴仪洛《本草从新》）

组成：藕、梨各适量。

用法：藕同梨共煎煮，服汁。

适应证：上焦痰热。

8. 治肺痈方（明·兰茂《滇南本草》）

组成：鱼腥草、天花粉、侧柏叶各5g。

用法：水煎服。

适应证：肺痈吐脓吐血。

9. 治肺痈方（明·孙志宏《简明医彀》）

组成：鱼腥草适量。

用法：鱼腥草煮汁，代茶饮。

适应证：肺痈。

10. 腰子汤（明·李梴《医学入门》）

组成：猪腰子一个，香蕈、葱白、芍药各30g。

用法：用猪腰子、香薷、葱白、芍药水煎，温服。

适应证：产后蓐劳，虚羸喘促，寒热如疟，肢痛面黄。

11. 治痰嗽方（明·李时珍《本草纲目》）

组成：款冬花、百合各等份。

用法：将等量的款冬花、百合先蒸焙，再研为细末。用蜂蜜做成龙眼大小的药丸。每日睡前嚼一丸，用姜汤送服。

适应证：痰嗽带血。

二、心脑系疾病验方

1. 治失眠方（唐·孙思邈《备急千金要方》）

组成：大枣20枚、葱白7茎。

用法：取大枣、葱白，加入600mL水，煮成200mL，去掉渣滓，一次性喝完。

适应证：虚劳烦闷，难以入睡。

2. 百合鸡子汤（汉·张仲景《金匮要略》）

组成：7枚百合掰开，一枚鸡蛋（取蛋黄）。

用法：先用水洗百合，浸泡一宿，当有白沫冒出的时候，把水倒掉，再加水400mL，煮剩200mL，去掉渣滓，加入鸡蛋黄，搅拌均匀，稍稍再煎一下，然后放温服用即可。

适应证：百合病心肺虚热证以血虚为主，症见心悸，干咳，失眠，盗汗，两颧红而失泽，或神魂颠倒，神智失聪，啼笑无常，舌红少苔，脉细数或虚数。

三、肝胆系疾病验方

1. 治瘿病方（唐·王焘《外台秘要》）

组成：昆布、海藻各等份，蜂蜜适量。

用法：取等量的昆布和海藻，磨成粉末后，用蜂蜜制作成杏核那么大的药丸，每日含服四五粒。

适应证：瘿病。

2. 通乳方（明·胡文焕《胡刻医书》）

组成：莴苣3枚，酒适量。

用法：莴苣研磨成泥，用酒调服。

适应证：妇人乳汁不行。

3. 浓藕汤（清·王孟英《随息居饮食谱》）

组成：藕足量。

用法：每日熬浓藕汤饮之。

适应证：阴虚肝旺，内热血少及诸失血证。

4. 治结核气方（清·陈其瑞《本草撮要》）

组成：旱芹适量。

用法：将旱芹晒干后磨成细末，之后用油将细末煎为膏，再将膏涂于患处并按摩。

适应证：结核气，又称结核，乃中医病名，症见人体皮里膜外生肿块，形如果核，坚而不痛。

四、脾胃系疾病验方

1. 止泻方（清·王孟英《随息居饮食谱》）

组成：糯米、白砂糖各适量。

用法：糯米炒黄磨粉，加白砂糖调服。

适应证：脾虚泄泻。

2. 天仙面（清·佚名《寿世编》）

组成：糯米1080g、山药750g、白糖适量。

用法：糯米水浸一夜，沥干，慢火炒令极熟，加山药一同炒，共研细末，收贮。每日清晨加白糖调，多少随意服。

适应证：补虚损，治泄泻及饮食少进。

3. 消积痢方（明·倪朱谟《本草汇言·卷之十四·谷部》）

组成：黄豆适量。

用法：黄豆煮汁饮。

适应证：积痢。

4. 粟米丸（明·李梴《医学入门》）

组成：粟米、盐、汤汁适量。

用法：用粟米粉做成如梧子大小的丸子，煮熟，加少许盐，与汤汁一并食用。

适应证：和中益气；去脾胃虚热气弱，食不消化，呕逆反胃，汤饮不下。

5. 酒后调护脾胃方（清·尤怡《金匮翼》）

组成：粳米1080g。

用法：用5000mL的水煮1080g的粳米，煮至极烂后，将渣滓滤掉，饮用汤汁即可。

适应证：预防饮酒太多伤及脾胃。

6. 治泄泻方（宋·陈直《养老奉亲书》）

组成：粳米432g、薤白一握、葱白三茎，五味、椒、酱、姜适量。

用法：将薤白细切后与粳米、葱白混合作羹，下五味、椒、酱、姜，空腹食用。

适应证：老人肠胃虚冷，泻痢，水谷不分。

7. 治不思饮食方（明·龚廷贤《种杏仙方》）

组成：大米1080g、糯米1080g、干山药150g、芡实150g，白砂糖900g。

用法：大米、糯米、干山药、芡实各为末，入白砂糖，和匀，入笼内蒸糕食之。

适应证：脾胃虚弱不思饮食。

8. 麻仁丸［明·张景岳《景岳全书·卷之五十四字集·麻仁丸（九二）》］

组成：芝麻120g，杏仁120g，大黄150，栀子300g，蜂蜜适量。

用法：芝麻研取汁；杏仁去皮、尖，研如泥；大黄、山栀（栀子）为末，炼蜜入芝麻汁、杏仁泥和丸，桐子大，每服五十丸，食前白汤下。

适应证：大便秘结，胃实能食，小便热赤。

9. 治翻胃方（元·朱丹溪《丹溪心法》）

组成：韭菜汁60mL、牛乳一杯、生姜汁15mL。

用法：将韭菜汁、牛乳、生姜汁和匀，蒸煮至温热后服下。

适应证：翻胃。

10. 治病后呃逆不止方（明·李时珍《本草纲目》）

组成：刀豆子、大米适量。

用法：大米煮汤，倒出米汤备用。取刀豆子烧至外焦黑里焦黄，用米汤调服6g。

适应证：病后呃逆不止。

11. 解蟹毒方（明·欧阳植《救急疗贫易简奇方》）

组成：紫苏叶，或藕，或蒜适量。

用法：紫苏叶浓煎饮之，或加藕汁、蒜汁皆可。

适应证：吃螃蟹引发的食物中毒。

12. 治肠风下血方（元·吴瑞《日用本草》）

组成：茄蒂、米汤适量。

用法：将茄蒂烧至外部焦黑内部焦黄，使药物表面部分炭化，磨成细末，每次服用3g，在饭前用米汤送服。

适应证：肠风下血不止。

13. 治胃疼方（明·兰茂《滇南本草》）

组成：苦瓜花适量。

用法：可将苦瓜花煅烧至焦黄研磨为末，就着开水送服。

适应证：胃痛。

14. 治小儿热痢方（清·黄宫绣《本草求真》）

组成：黄瓜、蜂蜜各适量。

用法：黄瓜与蜂蜜同食。

适应证：小儿热毒痢疾。

15. 葶苈大丸（南宋·陈言《三因极一病证方论》）

组成：甜葶苈、荠菜根各等份，蜂蜜、陈皮汤各适量。

用法：甜葶苈（纸隔炒）、荠菜根各等份，将以上两味药研磨为末，加蜂蜜搓成如弹子大小，每服一丸，咀嚼后用陈皮汤送服。

适应证：肿满腹大，四肢枯瘦，小便涩浊。

16. 治便秘方（清·李用粹《证治汇补》）

组成：菠菜适量。

用法：用菠菜取汁饮用。

适应证：便秘。

17. 下气止呕方（唐·孟诜《食疗本草》）

组成：莼菜、鲫鱼各适量。

用法：莼菜和鲫鱼作羹。

适应证：恶心呕吐。

18. 开胃益气方（明·赵金《医学经略》）

组成：莼菜、石首鱼各适量。

用法：石首鱼和莼菜作羹。

适应证：开胃益气。

19. 春蕨散方（宋代医书《圣济总录》）

组成：蕨菜、陈旧的米各适量。

用法：陈旧的米熬出米饮备用。取适量新鲜的蕨菜，阴干后研磨成细粉状，每天空腹用米饮送服3g。

适应证：产后痢疾。

20. 治赤白带下方（明·李时珍《本草纲目》）

组成：马齿苋适量，鸡蛋二枚（取蛋清）。

用法：将马齿苋进行捣绞，获取300mL汁液，然后取蛋清温热，之后与马齿苋汁共同搅拌，加热至微温，一次饮完。

适应证：赤白带下。

21. 马齿苋粥方（北宋·王怀隐等《太平圣惠方》）

组成：马齿苋二大握、粳米450g。

用法：马齿苋切段，与粳米加水煮粥，空腹食用。不要加任何盐、醋等调味品。

适应证：血痢。

22. 治产后下痢方（清·龚自璋《家用良方》）

组成：紫苋菜一握，粳米450g。

用法：先取一把紫苋菜切好煮汁，再加入粳米一同煮粥。

适应证：产后下痢，赤白痢。

23. 治下痢饮食不入方（明·缪希雍《神农本草经疏》）

组成：鲜莲子肉30g、黄连15g、人参15g。

用法：将鲜莲子肉、黄连、人参加水煎取浓汁，小口慢慢服下。

适应证：下痢饮食不入。

24. 莲肉糕（清·尤乘《寿世青编》）

组成：莲子肉120g、粳米120g、茯苓60g，白砂糖适量，或米汤适量。

用法：将莲子洗净，去心剩莲子肉，然后把莲子肉、粳米放入锅内微炒，再取茯苓，共同研磨为细末，加适量白砂糖和匀。最后可加适量水，蒸熟，制成糕点；也可每次取30g左右，用米汤调和服下。

适应证：病后胃弱，不消水谷。

25. 藿香汤方（唐·孙思邈《备急千金要方》）

组成：藿香15g、生姜15g、青竹茹7.5g、甘草7.5g。

用法：将以上四味药，以水400mL，煮取160mL，每次服20mL，一日三次。

适应证：感受湿邪引起的腹胀、腹泻、呕吐。

26. 止面积作泻方（明·缪希雍《先醒斋医学广笔记》）

组成：莱菔子（萝卜子）适量。

用法：莱菔子（萝卜子）煎煮食之。

适应证：面食积滞后引起的泄泻。

27. 食蟹中毒治之方（汉·张仲景《金匮要略》）

组成：冬瓜适量。

用法：冬瓜加水煮，取冬瓜汁，饮400mL。食用冬瓜亦可。

适应证：食蟹中毒。

28. 治产后下血不尽，烦闷腹痛方（唐·孙思邈《备急千金要方》）

组成：生藕适量。

用法：捣生藕取汁，饮400mL。

适应证：产后下血不尽，烦闷腹痛。

五、肾系疾病验方

1. 治猝小便淋涩痛方（北宋·王怀隐等《太平圣惠方》）

组成：大麦110g、生姜汁50mL、蜂蜜50mL。

用法：取大麦加水两大碗，煎至水量约剩一半时取出，去掉渣滓，加入生姜汁和蜂蜜调匀，饭前分三次服完即可。

适应证：突发的小便淋漓涩痛。

2. 利水方（北宋·王怀隐等《太平圣惠方》）

组成：冬麻子150g、绿豆520g、陈皮末1杯（约70g）。

用法：将全部冬麻子捣碎，用2000mL水淘洗并绞取汁液，并以此汁液煎煮绿豆、陈皮末，煮熟后食用。

适应证：小便不通，淋沥不畅。

3. 治石淋方（清·鲍相璈《验方新编·淋症·石淋》）

组成：玉米根叶适量。
用法：玉米根叶煎水，时时饮之。此症须忌食盐，不忌则难愈。
适应证：石淋。

4. 治水肿方（唐·王焘《外台秘要》）

组成：黑豆1720g、米酒1600mL。
用法：取黑豆加入清水2000mL煎煮，当液体还剩1600mL时捞去豆子，加入1600mL米酒，调成小火继续煎煮，等药汁煎剩1600mL时取出。最好一次喝完。如果喝不完，分成三次喝也可以。如果水肿消退后十分口渴，一定要禁饮一段时间，以防病情反复。
适应证：水肿。

5. 治水肿方（唐·孟诜《食疗本草》）

组成：赤小豆适量，鲤鱼一条。
用法：用赤小豆和鲤鱼煮烂食之。
适应证：水肿。

6. 治胎气不固方（清·王孟英《随息居饮食谱》）

组成：南瓜蒂、糯米汤各适量。
用法：煅烧南瓜蒂至外焦黑里焦黄，研磨成末，用糯米汤调服下。
适应证：胎气不固。

7. 治水病两足肿方（唐·韦宙《韦氏集验独行方》）

组成：葱茎叶适量。
用法：葱茎叶煮汤渍之，日三五次。
适应证：两足水肿。

8. 治小便难下方（唐·孙思邈《孙真人海上方》）

组成：莴苣适量。
用法：将莴苣捣成泥，做饼，贴于脐中。

适应证：小便难下。

9. 治水肿方（明·李时珍《本草纲目》）

组成：黄瓜半个，醋适量。

用法：取半个切开的黄瓜，连同子一起加醋煮烂，空腹食用。

适应证：腹部及四肢水肿。

10. 治小便出血方（清·王孟英《随息居饮食谱》）

组成：苦菜、米酒各适量。

用法：用米酒和水各一半，煎煮苦菜服用。

适应证：血淋、溺血。

11. 莲肉散（明·董宿《奇效良方》）

组成：莲子肉、益智、五色龙骨各等份，清米汤适量。

用法：取相同剂量的莲子肉、益智、五色龙骨，研磨为粉末和匀，每次服用6g，用清米汤空腹调下。

适应证：小便白浊，梦遗泄精。

12. 治小便不通方（明·李时珍《本草纲目》）

组成：冬瓜适量。

用法：冬瓜捣烂，取汁服用。

适应证：小便不通。

第二节　气血津液疾病验方

1. 自汗救急方（明·徐春甫《古今医统大全·卷之五十一·自汗门》）

组成：陈糯米、麦麸各适量，米汤适量。

用法：先用适量的陈糯米和麦麸一同炒黄，一起研成细末，用米汤调服9g左右，也可以用熟猪肉蘸末食用。

适应证：治自汗不止。

2. 小麦粥（元·忽思慧《饮膳正要》）

组成：小麦适量。

用法：小麦淘净，煮粥，空腹食用。

适应证：消渴口干。

3. 小麦粥（清·章穆《调疾饮食辩》）

组成：小麦、大米各适量。

用法：加适量水，煮熟小麦，捞去麦，留小麦汁，再加入大米，煮成粥食用。

适应证：宁神敛汗，止渴除烦。

4. 绿豆水（明·高濂《遵生八笺》）

组成：绿豆适量。

用法：将绿豆淘净下锅，加水，大火煮开即可，取汁，放凉饮用。

适应证：暑热。

5. 治积热消渴方（明·李时珍《本草纲目》）

组成：冬瓜适量。

用法：冬瓜去皮，饭后食用60g左右。

适应证：积热消渴。

6. 治湿热气方（明·李时珍《本草纲目》）

组成：旱芹、温酒各适量。

用法：将旱芹晒干后研成末，糊成梧子那么大的药丸，每次服用四十丸，于空腹时温酒送服即可。

适应证：湿热类疾患。

7. 马齿苋粥（明·李时珍《本草纲目》）

组成：马齿苋、米各适量。

用法：马齿苋与米共煮粥。

适应证：痹证。

第三节　五官疾病验方

1. 治鼻渊方（清·年希尧《集验良方》）

组成：老刀豆9g，酒适量。

用法：取陈老刀豆，用文火慢慢烤干，然后磨成粉末，用酒送服9g即可。

适应证：脾胃虚弱或寒邪所致鼻渊。

2. 藿胆丸（清·王旭高《外科证治秘要》）

组成：藿香末、猪胆汁各适量。

用法：将藿香末与猪胆汁一同制成药丸，每次服下9g。

适应证：湿浊内蕴、胆经郁火所致的鼻塞流涕、前额头痛。

3. 治鼻中出血方（清·王翊《万全备急续方》）

组成：大蒜适量。

用法：将大蒜捣烂贴敷脚心，鼻血止住之后再将它擦掉即可。

适应证：鼻中出血。

4. 治鼻衄方（宋·张杲《医说》）

组成：萝卜、酒各适量。

用法：取鲜萝卜捣烂取汁，和酒，饮之则止。

适应证：鼻血不止。

5. 治眼疼方（明·兰茂《滇南本草》）

组成：苦瓜花适量。

用法：将苦瓜花煅烧后，研磨为粉末，就着灯草汤（灯心草煎水成汤）服下。

适应证：眼痛。

6. 治咽喉肿痛方（清·张璐《本经逢原》）

组成：老黄瓜1根，芒硝适量。

用法：将一根老黄瓜的子挖去后，用芒硝填满，再放置于阴凉处风干，之后磨成细末，每次取一小点吹于患处。

适应证：咽喉肿痛。

7. 治喉闭方（明·李时珍《本草纲目》）

组成：丝瓜适量。

用法：丝瓜研汁灌之。

适应证：喉闭肿痛。

8. 治眼珠伤损方（清·鲍相璈《验方新编》）

组成：南瓜（瓜以愈老愈佳）适量。

用法：用南瓜瓤捣烂厚敷，外用布包好，勿动，渐次肿消痛定，干则再换。

适应证：眼珠肿痛。

9. 疗齿痛方（唐·王焘《外台秘要》）

组成：香菜籽适量。

用法：取适量香菜籽，以水1000mL，煮取200mL，漱口后吐掉即可。

适应证：齿痛。

10. 二妙散（清·云川道人《绛囊撮要》）

组成：宣州木瓜约30g、干丝瓜络15g，陈酒适量。

用法：先将宣州木瓜用陈酒拌一宿，再与干丝瓜络各烧至外部焦黑内部焦黄，使药物表面部分炭化，之后研末和匀。睡觉时敷于患处，含一夜后吐出。

适应证：虚火牙痛。

11. 治胆黄方（明·喻政《虺后方》）

组成：苦瓜蒂适量。

用法：苦瓜蒂为末，吹鼻中，流尽黄水为愈。
适应证：胆黄。

12. 治鼻衄方（明·李时珍《本草纲目》）

组成：干地黄、地龙、薄荷等份。
用法：干地黄、地龙、薄荷等份研磨为末，冷水调下。
适应证：流鼻血。

第四节　外科疾病验方

1. 治痈毒方（清·王孟英《随息居饮食谱》）

组成：生黄豆适量。
用法：生黄豆浸泡后，捣碎涂敷于患处。
适应证：痘后痈疮。

2. 治打伤青肿方（明·倪朱谟《本草汇言》）

组成：生黄豆适量。
用法：生黄豆用水浸泡后，捣烂敷于患处。
适应证：打伤青肿。

3. 绿豆饮（明·张介宾《景岳全书》）

组成：绿豆适量，盐或蜂蜜少许。
用法：用适量绿豆宽汤煮烂，加少许盐或蜂蜜。待放凉，饮用绿豆水，或将绿豆一并食用。
适应证：热毒劳热诸火，热极不能退。

4. 治痈肿痘疮方（明·李时珍《本草纲目》）

组成：豌豆适量。
用法：豌豆研末，涂痈肿痘疮处。
适应证：痈肿痘疮。

5. 祛斑方（明·李时珍《本草纲目》）

组成：豌豆适量。

用法：作澡豆洁面。

适应证：去黄褐斑或黧黑斑，令人面光泽。

6. 祛斑方（清·王孟英《随息居饮食谱》）

组成：豌豆适量。

用法：将豌豆研磨为末，擦面。

适应证：去黄褐斑或黧黑斑。

7. 治天疱疮方（清·王孟英《鸡鸣录》）

组成：鲜蚕豆、香油各适量。

用法：将鲜蚕豆的外壳炒黑，再研成细末，用香油调敷于患处。

适应证：天疱疮。

8. 治秃疮方（清·王孟英《潜斋医话》）

组成：鲜蚕豆适量。

用法：鲜蚕豆捣如泥，涂于患处，待干即可，三五次自愈。无鲜豆，以干品水泡捣之亦可。

适应证：秃疮。

9. 治跌扑损伤方（元·朱丹溪《丹溪心法》）

组成：韭菜适量。

用法：饮韭汁，或和粥吃。

适应证：人体上半身跌扑损伤。

10. 治烫火伤方（清·王孟英《随息居饮食谱》）

组成：生南瓜适量。

用法：生南瓜（去皮）捣敷患处。

适应证：烫火伤。

11. 治疔疮肿痛方（唐·孟诜《食疗本草》）

组成：荆芥一把。

用法：取荆芥加水1000mL煎煮，煮到还剩400mL时取汁放冷，分两次服下。

适应证：疔疮肿痛。

12. 治风毒疮肿方（唐·孟诜《食疗本草》）

组成：荆芥、醋各适量。

用法：将荆芥捣杵为末，用醋调和，封盖于风毒疮肿之上即可。

适应证：风毒疮肿。

13. 治囊痒方（清·汪讱庵《本草易读》）

组成：椒目、洋葱头各适量。

用法：椒目同洋葱头煎煮，清洗患处。

适应证：阴囊瘙痒。

14. 治疮疡方（唐·孟诜《食疗本草》）

组成：葱叶、干姜、黄柏各适量。

用法：用葱叶、干姜、黄柏三味药共同煎汤，浸泡清洗患处。

适应证：疮疡感染风邪毒水引起肿痛，大便秘结。

15. 治沙虱毒方（晋·葛洪《肘后备急方》）

组成：莴苣适量。

用法：莴苣捣烂取汁。取莴苣菜汁敷于患处。

适应证：沙虱毒。

16. 治热毒疮痈方（清·王孟英《随息居饮食谱》）

组成：生茄子1个。

用法：将生茄子割成两半，再掏去一半的瓤，最后将得到的罐子形状的茄子扣于患处。

适应证：热毒疮痈。

17. 治肿毒方（唐·孟诜《食疗本草》）

组成：茄子、醋各适量。

用法：茄子捣烂，与醋调和，外敷肿毒患处。

适应证：肿毒。

18. 治乳疮肿痛方（清·王翃《万全备急续方》）

组成：茄花、香油各适量。

用法：茄花烧灰为末，香油调敷。

适应证：乳疮肿痛不可忍。

19. 治鹅掌风方（清·王翃《万全备急续方》）

组成：茄花、盐卤各适量。

用法：茄花用盐卤浸，经常取之搓手即可。

适应证：手癣，多表现为手掌水疱、脱屑、粗糙变厚、干燥破裂、自觉痒痛等症状。

20. 治冻疮方（清·王翃《万全备急续方》）

组成：茄子根适量。

用法：用茄子根煎水，洗患处。

适应证：足跟冻疮。

21. 治坐板疮方（明·程守信《商便奇方》）

组成：丝瓜皮适量。

用法：将丝瓜皮阴干，研磨为末，用烧酒调，搽上即愈。

适应证：坐板疮（生于臀部疮疡的统称）。

22. 治恶疮方（晋·葛洪《肘后备急方》）

组成：扁豆适量。

用法：可将扁豆捣烂，然后封涂在恶疮的结痂口上。

适应证：恶疮连痂痒痛。

23. 治背疮热肿方（明·李时珍《本草纲目》）

组成：鱼腥草适量。

用法：鱼腥草捣汁，涂抹于患处周围，并在中央留白以泄热毒，冷即更换。

适应证：背疮热肿。

24. 诸痔肿痛方（清·张璐《张氏医通》）

组成：鱼腥草、苦楝根、芒硝（朴硝）、马齿苋、瓦松（瓦花）各30g。

用法：鱼腥草、苦楝根、芒硝、马齿苋、瓦松加水十碗，煎至七八碗，先熏后洗。

适应证：诸痔肿痛。

25. 治痔疮方（明·冯时可《众妙仙方》）

组成：黄连、槐花、薄荷、鱼腥草各30g，白酒适量。

用法：黄连、槐花、薄荷、鱼腥草混合共同研磨为细末，每服3g，食前白酒调下。

适应证：痔疮痛不可忍。

26. 治疔方（清·王孟英《随息居饮食谱》）

组成：苦菜适量。

用法：捣苦菜汁涂于患处。或预采青苗，阴干研末，水调敷。

适应证：诸疔。

27. 治疔肿方（清·佚名《寿世编》）

组成：苦菜适量。

用法：将苦菜绞汁，敷于患处。

适应证：疔肿。

28. 治手足肿方（清·邹存淦《外治寿世方》）

组成：苦菜适量。

用法：捣苦菜取汁，敷于患处。

适应证：手足肿。

29. 疗痔方（明·李时珍《本草纲目》）

组成：苦菜适量。

用法：取适量苦菜，鲜品或干品均可，煮至熟烂后，连同汤汁一起放置于容器中，并在其上方横放一块板子坐上去，先熏蒸，然后用汤汁擦洗，待汤汁冷后就可停止。

适应证：痔。

30. 治痈方（清·王孟英《随息居饮食谱》）

组成：莼菜适量。

用法：莼菜捣烂，敷于患处。

适应证：诸痈疽，即发生于体表的化脓性疾病，多属热毒证。

31. 治脱肛方（明·陈嘉谟《本草蒙筌》）

组成：陈旧蕨菜花适量。

用法：将贮存一年以上的蕨菜花研磨成粉末状，敷于患处。

适应证：湿热下注型脱肛。

32. 治阴肿方（北宋·王怀隐等《太平圣惠方》）

组成：马齿苋适量。

用法：将马齿苋捣烂取汁，涂于患处。

适应证：阴部红肿。

33. 治痈久不瘥方（唐·孙思邈《备急千金要方》）

组成：马齿苋适量。

用法：将马齿苋捣烂出汁，煎热后放凉，直接敷于患处。

适应证：痈肿长时间不愈。

34. 治肛门肿痛方（明·李时珍《本草纲目》）

组成：马齿苋叶、三叶酸草各15g。

用法：用相同剂量的马齿苋叶、三叶酸草，煎煮20min后熏洗，一日两次。

适应证：肛门肿痛。

35. 木耳散（清·王清任《医林改错》）

组成：干黑木耳、白砂糖各40g。

用法：取焙干的黑木耳约40g，研成细末后，加入约40g白砂糖和匀，再用温水将药粉调成糊状，敷于患处，并取纱布包裹即可。

适应证：溃烂诸疮。

36. 治痔方（明·李时珍《本草纲目·卷二十八·木耳》）

组成：黑木耳适量。

用法：用黑木耳煮羹食之。

适应证：痔。

37. 治打伤肿痛方（清·汪昂《本草易读》）

组成：土豆、白酒各适量。

用法：将土豆碾成末，配酒服下。

适应证：打伤肿痛。

38. 治肿毒方（清·项天瑞《同寿录》）

组成：生芋头1个、独核肥皂1个、葱白7个。

用法：生芋头、独核肥皂、葱白共同捣烂敷于患处，如干即换。

适应证：诸无名肿毒及诸毒。

39. 洗痔方（明·熊宗立《山居便宜方》）

组成：韭菜适量。

用法：韭菜不以多少，先烧热汤，以盆盛汤，在内盆上用器具盖之，只留一窍，却以韭菜于汤内泡之，以肛门坐窍上，令汤气熏蒸，候温冷却，用韭菜轻轻洗疮上，如此数次，自然脱体。

适应证：痔。

40. 金疮方（明·熊宗立《山居便宜方》）

组成：韭菜、石灰各适量。

用法：石灰末用韭菜汁调匀，掺之缚定，痛血皆止。

适应证：敛金疮，止疼痛。

41. 治血风疮方（山野居士《验方家秘》）

组成：南瓜适量。

用法：南瓜去皮煮烂，布包挤去水，厚厚敷之。

适应证：血风疮（遍身瘙痒抓破见血的疾病）。

42. 瓜蒂散（山野居士《验方家秘》）

组成：南瓜蒂、白酒、香油各适量。

用法：陈年南瓜蒂烧至外部焦黑内部焦黄，使药物表面部分炭化，内用酒冲服，外用香油调此炭，敷于患处，内外兼施。

适应证：痈疽大毒及诸无名恶症。

43. 治疮痔方（明·李时珍《本草纲目》）

组成：生姜、白矾各适量。

用法：将生姜连皮切大片，涂白矾末，炙焦研细，贴之勿动。

适应证：诸疮痔漏，久不结痂。

44. 治赤白癜风方（明·李时珍《本草纲目》）

组成：生姜适量。

用法：生姜频擦患处。

适应证：赤白癜风。

45. 治跌扑伤损方（明·李时珍《本草纲目》）

组成：生姜、酒、面粉适量。

用法：生姜捣烂取汁。用姜汁和酒将生面粉调成糊状，贴于患处。

适应证：跌扑伤损。

46.治积年疮不瘥诸方（北宋·王怀隐等《太平圣惠方》）

组成：苦瓜1个。
用法：苦瓜以水煮汁，一日三次清洗患处。
适应证：恶疮多年不愈。

后记

我是江西中医学院2006级的一名普通学生，甫入校便被其深厚的传统中医底蕴和浓厚的学术氛围所吸引，后有幸加入首届双惟实践班，在丰富多彩的活动和大量的中医讲座、座谈中更觉如鱼得水，获益良多。全国经济向好，人民养生愿望日益强烈，需求决定市场，便催生了许多冒牌大师宣扬谬论，于是绿豆价格暴涨，生茄子风靡一时。有睹于此，年少的我曾向双惟实践班班主任——时任江西中医药大学党委书记的刘红宁教授夸下海口，将来要自己编写一套高质量的中医养生书。一晃十几年，随着这本《谷蔬养生》的问世，我们编委组所构建的"花、果、谷、蔬"养生体系已基本成形，终于可以对敬爱的刘老师有所交代。在此特地感谢刘老师一直以来的鞭策与鼓励，学生不才，幸不辱命。

感谢我的导师——江西省名中医王茂泓主任中医师，老师的审阅和修改保障了本书的专业性。夫子奔逸绝尘，弟子忝为师门首徒，愿以师为明灯，为中医事业奋斗终生。

我的本职工作是中医教育，本书编委组的部分成员是我的学生，他们勤奋好学、乐观积极，在完成繁重的课业之余参与了大量编写工作，每次研讨会我都能感觉到他们的进步，我为有如此优秀的学生而骄傲！感谢你们！

感谢江西中医药大学中医学院黄小方副教授在本书编写过程中的帮助和指点，与兄交往，如饮醇酒。

特别感谢好友黄佳琦的大力帮助和支持。

本书责任编辑戴小玲女士为本书的出版做了大量工作，并给予了许多建设性的意见，在此致以衷心的感谢！还要感谢化学工业出版社的朋友们，有了他们的帮助，本书的出版才更加顺利！

徐一博

2023年9月30日